图解

肩颈脊柱消百病

一学就会

赵鹏　高海波 主编

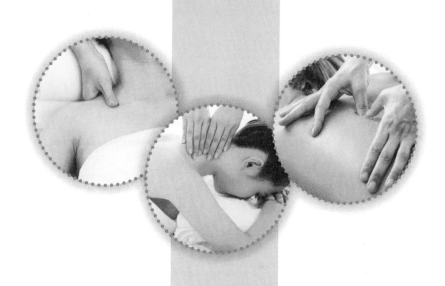

江苏凤凰科学技术出版社

"棍棒法"治疗肩周炎

● 单侧举法

双手握棒平举于胸前，健侧端下压，将患侧端举过肩部，到达极限位置，直到肩关节出现疼痛感。再做反方向动作，交替做10～30次，每日2～3次。

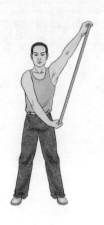

● 前上举法

双手将棍棒举过头顶，达到极限位置后，用力向身后振臂并扩胸，自感患侧肩部出现疼痛后，缓慢恢复原位。重复10～30次，每日2～3次。

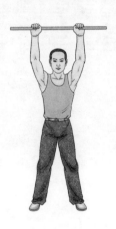

● 后上举法

双手握棒，横放在身体后方，双肘关节伸直，缓慢抬臂，使棍棒尽量离开身体向后，直到患侧肩有痛感为止，然后缓慢恢复原位。重复做5～10次。

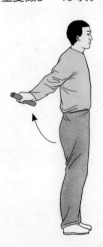

● 绕环法

患者站立，两脚分开与肩同宽，两手握棒于体前，两臂从右侧上举，向左做肩臂绕环回到体前，再做反方向动作，还原。重复做5～10次。

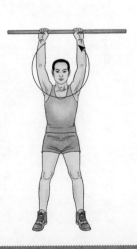

肩部保健操

● 肩部前伸展

跪卧在地上，膝盖弯曲，让身体向前趴，把胸口压在地板上，手臂向前伸，臀部和腰部向后舒展，使肩部得到充分拉伸。

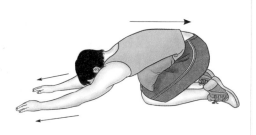

● 肩部侧伸展

双臂放在身体两侧，呼气的同时，身体尽可能向右侧转动，左臂在头上方向右最大限度地伸展，肘部尽可能不弯曲。左侧做同样动作。

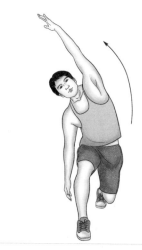

● 肩部上伸展

取站立姿势，双手自然下垂，在深深吸气的同时双臂上举，尽量向上伸，呼气的同时手臂放下，恢复放松姿势。重复动作。

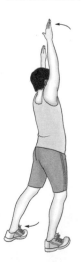

● 肩部扭转法

双手叉腰，向左转动上身，在转动腰部的同时，使双侧肩膀随身体的转动而尽力向前侧或后侧扭转，达到活动肩部的目的。

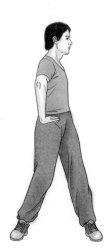

"甩手法"治疗肩周炎

● 前后甩手法

患者弓步站立，患侧上肢下垂，然后从下向上、从前向后做顺时针画圈运动10～15圈，再改为逆时针做相同动作。每日2～4次，可随时进行。

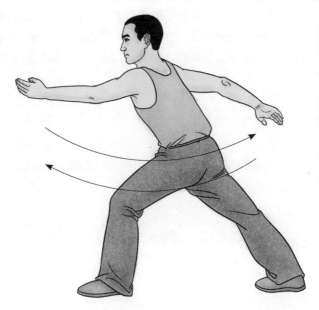

● 左右甩手法

患者站立，弯腰约90°，患侧上肢下垂，在身体前方顺时针画圈10～15圈，再改为逆时针，交替进行。每次5～15分钟，可随时进行。

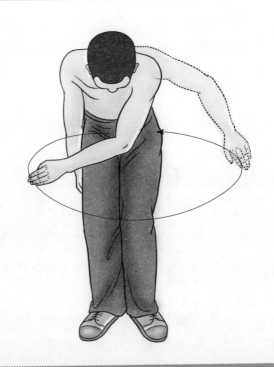

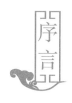

呵护你的颈肩、手肘、脊柱

● 颈肩、手肘、脊柱健康小测试

你会有颈部僵硬，并伴随着肩背的疼痛吗？你是否在不活动时也会感到手臂酸痛呢？甚至在颈项痛的时候也会有头晕恶心的感觉呢？不背包的时候，你仍然会觉得肩背部沉重，上肢无力或者手指发麻吗？如果对于这些问题你的回答是肯定的，那么毋庸置疑，你已经患上颈椎病了。

你的肩部会在工作时出现轻微或者严重的疼痛吗？你的肩部是不是只能在很小的范围内活动呢？稍微一用力就会痛吗？夜晚的时候，会不会因为肩痛而从睡梦中醒来呢？经常会有上臂和背部的疼痛吗？如果大部分都是肯定的答案，那么你可能就已经被肩周炎纠缠上了。

你的手指和手腕会觉得疼痛吗？转动和弯曲的时候疼痛会加剧吗？你的腕部和手指关节的弯曲是不是受到阻碍了？关节在活动时会发出响声吗？能看到关节肿胀吗？如果这些问题你都回答了"是"，那可能你的手腕和手指已经不健康了。

你的双肩水平高低不一吗？你经常会弯腰驼背着走路吗？在办公室坐久后，你会感到头痛、颈痛、腰背痛，甚至有气喘、胸闷、头晕的感觉吗？你的双脚长短不一吗？如果你的回答都是肯定的，那么你极可能有脊柱病变了。

● 头部的支撑——颈

颈，意思即"与头有关"。《说文解字》中说："颈，头茎也。"意思是它在人体结构中的地位就像茎在植物中的作用一样，为人体传输气血起着重要的作用。我们的颈部由7块椎骨、6个椎间盘及相应的韧带组成，是人体脊柱的重要组成部分。它上连颅骨，下接胸椎，起到承上启下的关键作用。颈部存在着薄弱的环节，在长期的负荷中容易发生很多疾病，比如生活中最常见的颈椎病。

● 手臂的枢纽——肩

"肩，任也，负荷之名也。与人肩膊之义通，能胜此物谓之克"。"肩"字，是由上面的"户"字和下面的"月"字组成，古文中"户"即"护"，这说明肩负担着压力，保护着下面的身体部分。肩的结构是由肩胛骨的关节盂与肱骨头组成，是人上半身非常重要的一个部位，它在头颈部和躯干之间，连接着躯干和手臂。如果肩部不堪重负，就会像机器经常使用会磨损一样而发生劳损，引起疼痛等病症。

● 灵活的关节——手肘

"肘"在字典中的解释是：上臂和前臂相接处向外突起的部分。肘关节，是连接我们的上臂和前臂的关节，由肱骨、尺骨和桡骨以及相应的关节囊、韧带和肌肉连接而成，对手臂的活动起到非常重要的作用。沿组成肘关节的尺骨、桡骨向下，就是腕和手。腕和手这个小小的部分是由29块骨头、123条韧带、35条精密的肌肉组成的，并由48条神经支配。手和眼睛、大脑一起被认为是使人具有高度智慧的三大重要器官。每天我们的手都在完成着各种复杂而灵活的动作，这些功能使它成了人体不可或缺的部分。一旦它出现病变，将会严重影响我们的日常生活。

●人体的第二生命线——脊柱

一个健康的脊柱，不仅可以使我们看上去更加挺拔，更能使我们免除腰酸背痛的苦恼，以健康强健的体魄去体验生活的美好。但一旦脊柱偏离正常的位置，出现错位或小关节紊乱，就会使脊神经受到压迫和刺激，进而影响到内脏功能，使其出现功能紊乱或衰退，引起如高血压、糖尿病、头晕、耳鸣、失眠等各种疾病。所以，正确认识和深入了解脊柱，对我们拥有一个健康的身体有很大帮助。

● 关于本书

本书是一本关于颈肩、手肘、脊柱疾病的自诊自疗书，一共分为四篇，分别介绍了颈部、肩部、手肘和脊柱的生理结构和常见疾病。重点在于介绍了各种疾病的家庭治疗方法，其中包括穴位按摩法、食疗保健法、拔罐疗法、刮痧疗法、生活保健等。这些方法都有详尽的说明，并配以丰富清晰的图片，保证让您不出家门就能对症自疗，轻松拥有健康的颈肩、手肘和脊柱。

Contents 目录 ▶

一起来认识按摩 / 14
精确取穴的小窍门 / 15

第一篇　颈

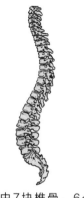

颈椎由7块椎骨、6个椎间盘及相应的肌肉、韧带组成，其中第5～6节、第6～7节颈椎承受的压力最大，最容易发生颈椎病。

第一章
清楚认识你的颈部

1　颈部结构特点 / 18
2　颈椎病的类型与典型表现 / 20
3　颈椎病的自我诊断 / 22
4　危害颈部的不良生活习惯 / 24
5　引起颈部疾病的职业原因 / 25
6　不良情绪引起颈部疾病 / 26
7　引起颈部疾病的其他原因 / 27

第二章
颈部保健自疗特效穴

8　颊车穴　让颈部痉挛彻底消失 / 30
9　下关穴　帮颈部消肿止痛 / 31
10　少泽穴　彻底摆脱颈部神经痛 / 32
11　后溪穴　调节颈椎，治疗脊柱的毛病 / 33
12　委中穴　通络止痛，颈痛不再来 / 34
13　天井穴　从头颈到肩背都不痛 / 35
14　风门穴　祛除颈项僵硬、肩背酸痛 / 36

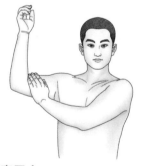

青灵穴

在人体手臂内侧，当极泉穴与少海穴的连线上，肘横纹上3寸处。治疗肩臂疼痛、肩胛及前臂肌肉痉挛。

15 消泺穴　除湿降浊，治疗颈项强痛 / 37

16 强间穴　缓解休息不好带来的颈痛 / 38

17 承浆穴　缓解风寒感冒的头项强痛 / 39

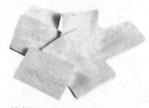

葛根

　　解肌退热，生津，透疹。用于外感发热头痛，颈部、背部僵硬疼痛，对治疗高血压引起的头颈痛有效。煎汤内服，用量10~15克。

第三章
治疗有妙方，把健康还给你的颈部

18 推拿手法　一学就会的治病方法 / 42

19 颈部按摩法　简简单单摆脱颈痛 / 46

20 颈部旋扳法　转一转就不痛了 / 48

21 足部按摩法　从脚开始治颈椎病 / 50

22 热敷法　让温暖赶走颈痛 / 52

23 家庭热敷法　姜、醋、盐都忙治颈痛 / 53

24 运动疗法一　多动能治颈椎病 / 54

25 运动疗法二　不妨练练太极拳 / 56

26 运动疗法三　做做颈部康复操 / 58

27 拔罐疗法一　轻松拔去颈椎病 / 60

28 拔罐疗法二　拔走落枕的颈痛 / 62

29 刮痧疗法一　刮痧也能治颈椎病 / 64

30 刮痧疗法二　落枕不再颈部僵痛 / 65

31 中药疗法　活血化淤，外病内治 / 66

32 足浴法　每天泡泡脚，颈椎不再痛 / 68

33 药枕疗法　在睡眠中治疗颈椎病 / 69

34 药粥疗法　煲粥喝出轻松的颈 / 70

35 药茶疗法　幽幽茶香除疼痛 / 71

36 药膳疗法　美味与健康共享 / 72

37 关于颈部疾病，专家答疑解惑 / 74

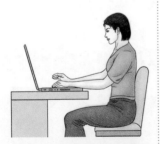

　　工作时，应端坐，避免被迫前屈、低头姿势；目光平视电脑屏幕；双肩后展，两肩连线与桌缘平行；桌子的高度应保证坐姿时双臂能轻松放置在桌面上。

第二篇 肩

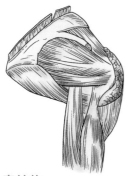

肩关节
　　由肩胛骨的关节盂与肱骨头组成，其周围肌肉包括胸大肌、背阔肌、三角肌、肩胛下肌、小圆肌、大圆肌、喙肱肌、肱二头肌等。

第一章
清楚认识你的肩部

38 肩关节的生理构造 / 84

39 肩病的症状及典型表现 / 86

40 肩周炎的自我诊断 / 88

41 肩部也会"积劳成疾" / 90

42 肩部关节怕风寒 / 91

43 衰老和疾病也伤肩 / 92

44 侧卧睡出肩关节痛 / 93

第二章
肩部保健自疗特效穴

45 肩井穴　回头困难时，按摩疗效好 / 96

46 合谷穴　肩胛神经痛，不用再发愁 / 97

47 中府穴　疏通气滞，治胸胀背痛 / 98

48 风池穴　没有僵硬的烦恼 / 99

49 极泉穴　保证肩臂不发麻 / 100

50 肩贞穴　举不起手臂按肩贞 / 101

51 昆仑穴　消炎止痛，活动自如 / 102

52 肩髎穴　让沉重的肩膀变轻松 / 103

53 阳陵泉穴　摆脱湿热关节痛 / 104

54 大椎穴　肩背疼痛全消失 / 105

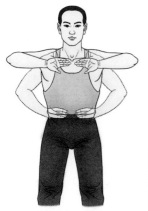

　　正直站立。屈肘，肩部用力使手臂上提，两掌与前臂相平，抬至胸前与肩平，掌心向下，用力下按，直到两臂伸直。

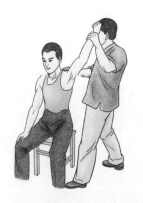

患者坐姿，按摩者单手扶患者肩部，另一只手握住患侧手臂，带动肩部、肘部、腕关节摇动，环绕3～5遍。治疗类风湿性关节炎。

第三章
简单小推拿，赶走肩痛不求医

55 肩关节周围炎　赶走"五十肩"的困扰 / 108

56 类风湿性关节炎　帮女性摆脱关节痛 / 110

57 肩部滑囊炎　化解游走性疼痛 / 112

58 肱二头肌肌腱炎　肩部活动无障碍 / 114

59 肩周肌肉劳损　恢复肩关节的力量 / 116

60 "拉环法"　双肩一起做运动 / 118

61 "爬墙法"　手指活动锻炼肩 / 119

62 拔罐疗法　轻松拔去肩痛烦恼 / 120

63 中药疗法　祛风止痛，治好肩周炎 / 122

64 药膳疗法　教你吃出健康的肩 / 125

65 生活保健　好习惯带来健康的肩 / 126

66 关于肩部疾病，专家答疑解惑 / 128

第三篇　手肘

第一章
清楚认识你的手肘

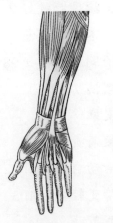

腕和手这个小小的部分却是由29块骨头、123条韧带、35条精密的肌肉组成，并由48条神经支配。

67 肘关节的生理构造 / 134

68 手掌的生理构造 / 136

69 手肘病的类型 / 138

70 肘部健康自我检测 / 142

71 手部健康自我检测 / 143

72 手肘的衰老病变 / 144

73 损伤手肘的生活习惯 / 145

74 手肘受到意外伤害 / 146

75 对手肘造成负担的工作 / 147

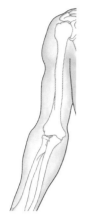

肘关节主要由3块骨头组成，包括肱骨、尺骨和桡骨，并且由关节囊、韧带和肌肉连接而成。

第二章
手肘保健自疗特效穴

76 内关穴　　肘臂疼痛消失了 / 150

77 神门穴　　让手腕活动更灵活 / 151

78 曲泽穴　　解除手臂痉挛抖动 / 152

79 列缺穴　　恢复腕关节的健康 / 153

80 少海穴　　麻木的手臂恢复知觉 / 154

81 曲池穴　　消除挛痛有高招 / 155

82 经渠穴　　手腕再也不痛了 / 156

83 阳溪穴　　对手腕肩臂都有效 / 157

84 劳宫穴　　让手掌不再汗津津 / 158

85 阳池穴　　腕痛无力的解救方法 / 159

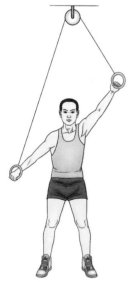

"拉环法"治疗肩周炎

站立，双手分别握住拉环把手，健侧上肢在上方，患侧上肢在下方，将绳子拉紧。健侧上肢拉动绳子，绳子的滑动带动患侧上肢和肩关节上举。

第三章
手肘保健，还你灵活的肘腕指

86 手肘受伤的处理方法 / 162

87 前臂双骨折　　大力撞击引起的骨折 / 166

88 肘关节扭伤　　运动中最应该预防的伤害 / 168

89 "网球肘"　　运动过度损伤了肘部 / 170

90 "手机肘"　　长时间玩手机会伤害肘部 / 172

91 "手机指"　　别让短信带走手指健康 / 174

92 中药疗法　　分期对症用药是关键 / 176

93 关于手肘疾病，专家答疑解惑 / 182

第四篇　脊柱

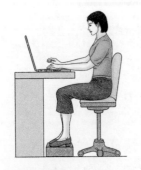

正确的坐姿

　　坐的时候要端正，坐靠背椅操作键盘时，背部靠着椅背，腰部不可过伸，手臂自然下垂，手与键盘平行，可将双脚踏在踏脚板上以减轻腰部负担。

第一章
清楚认识你的脊柱

94 脊柱的生理功能 / 188

95 脊柱疾病的自我诊断 / 190

96 坐立行走话脊柱 / 192

97 生活习惯导致脊柱异常 / 194

98 学生族陋习影响脊柱 / 196

99 办公族职业病引发脊柱危机 / 198

第二章
脊柱保健自疗特效穴

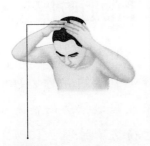

百会穴

　　正坐，举双手，虎口张开，拇指指尖碰触耳尖，掌心向头，四指朝上。双手中指在头顶正中相碰触所在穴位即是。按摩百会穴，能使睡眠安宁，祛头痛。

100 长强穴　升阳举陷，改善便秘与脱肛 / 202

101 飞扬穴　帮你摆脱脊神经痛 / 203

102 命门穴　补益肾气，轻松摆脱肾虚 / 204

103 风市穴　风湿腰痛不再来 / 205

104 身柱穴　咳嗽气喘全消失 / 206

105 承山穴　轻松赶走足跟痛 / 207

106 会阳穴　散发水湿，补阳益气 / 208

107 百会穴　睡眠安宁祛头痛 / 209

108 伏兔穴　腿脚酸麻不再来 / 210

109 犊鼻穴　理气消肿，通经活络 / 211

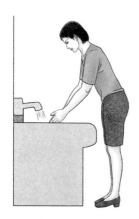

不良姿势检视

图中所示的洗漱姿势，两腿膝盖挺直，只将上半身向前弯曲，对腰部造成的压力是平时我们直立站着时的1.5倍。

第三章
手脚运动，远离脊柱疼痛

110 整脊推拿法　延缓脊柱衰老 / 214

111 自我调脊法　腰腿运动延衰老 / 216

112 立式健脊法　增加腿和脊柱长度 / 218

113 金鱼运动　矫正脊柱侧弯 / 220

114 伸展运动　缓解脊柱疲劳 / 222

115 脊柱体操　保护脊柱不受伤 / 224

116 颈源性眩晕　疏通气血止眩晕 / 226

117 背部软组织损伤　舒筋通络止背痛 / 228

118 慢性腰肌劳损　舒筋通络消负荷 / 230

119 腰椎间盘突出症　让腰椎活动自如 / 232

120 腰椎骨关节病　伸展疼痛的腰部 / 234

121 坐骨神经痛　缓解腰腿疼痛 / 236

122 腰椎骨质增生症　减缓刺激变轻松 / 238

●一起来认识按摩

按摩是一种自然的物理疗法，它是根据患者的具体病情，利用按摩者的双手在体表相应的经络、穴位、痛点上，使用肢体活动来防治疾病的一种方法。按摩能调节身体的平衡和神经功能，改善血液循环，促进炎症的消退和水肿的吸收，整骨理筋，解痉止痛，润滑关节，松解粘连，提高身体的抗病能力。

【注意事项】

1. 按摩时应注意先轻后重、由浅入深、轻重适度，严禁使用蛮力，以免擦伤皮肤或损伤筋骨。力度以患者感觉轻微酸痛，但完全可以承受为宜。

2. 穴位部位不同，指压方法也不同。对于头、面部、后脑的穴位，用力要轻，力量要集中；对颈部的按摩力度要更轻，要间断性地按摩，不可持续长时间按摩。

3. 在过饥、过饱以及醉酒后均不宜按摩，一般在餐后 2 个小时按摩较为妥当。

常用的按摩手法

❶ 按：有节奏地按压。

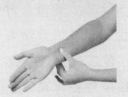

❷ 揉：在穴位上做旋转动作。

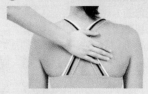

❸ 搓：用单手或双手搓擦。

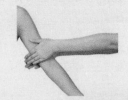

❹ 掐：用手指使劲压穴位。

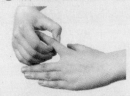

❺ 摩：在穴位上做柔和的摩擦。

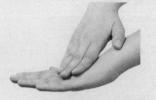

❻ 推：用力推挤皮肤肌肉。

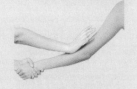

❼ 捏：用拇指和中指提起肌肉。

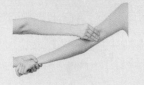

❽ 拿：用手指提捏或捏揉肌肤。

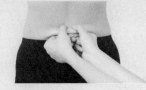

精确取穴的小窍门 ●

手指度量法

中医有"同身寸"一说，就是用自己的手指作为量取穴位的尺度。人有高矮胖瘦，骨节自有长短不同，虽然两人同时各测得1寸长度，但实际距离是不同的。

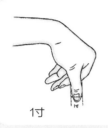
1寸

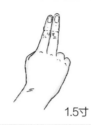
1.5寸

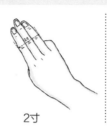
2寸

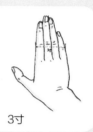
3寸

徒手找穴法

◆ 触摸法

以拇指指腹或其他四指、手掌触摸皮肤，如果感觉到皮肤有粗糙感，或是有尖刺般的疼痛，或是有硬结，那可能就是穴位所在。如此可以观察皮肤表面的反应。

◆ 抓捏法

以食指和拇指轻捏感觉异常的皮肤部位，前后揉一揉，当揉到经穴部位时，会感觉特别疼痛，而且身体会自然地抽动想逃避。如此可以观察皮下组织的反应。

◆ 按压法

用指腹轻压皮肤，画小圈揉揉看。对于在抓捏皮肤时感到疼痛想逃避的部位，再以按压法确认看看。如果指腹碰到有点状、条状的硬结就可确定是经穴的所在位置。

标志参照法

◆ 固定标志

如眉毛、脚踝、指或趾甲、乳头、肚脐等，都是常见判别穴位的标志。如：印堂穴在额部，两眉头的中间；膻中穴在左右乳头连线的中点处。

◆ 动作标志

必须采取相应的动作姿势才能出现的标志，如张口取耳屏前凹陷处即为听宫穴。

身体度量法

利用身体的部位及线条作为简单的参考度量，也是一种找穴的好方法。

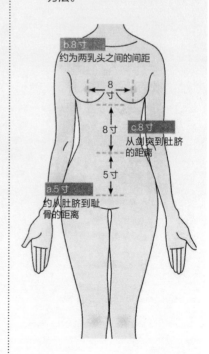

b.8寸
约为两乳头之间的间距

8寸

8寸

c.8寸
从剑突到肚脐的距离

5寸

a.5寸
约从肚脐到耻骨的距离

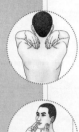

本章看点

- ● **颈部结构特点**
  颈椎由 7 块椎骨、6 个椎间盘及相应的韧带组成

- ● **颈椎病的类型与典型表现**
  颈椎病有六种主要类型，疼痛和麻木是主要症状

- ● **颈椎病的自我诊断**
  包括按压头部法、牵引法、抬高手臂法和旋转法

- ● **危害颈部的不良生活习惯**
  包括阅读习惯、睡眠习惯和吸烟等不良生活习惯

- ● **引起颈部疾病的职业原因**
  办公室人员、教师、粉刷工等是颈椎病的高发人群

- ● **不良情绪引起颈部疾病**
  愤怒、焦虑等不良情绪会影响颈部健康

- ● **引起颈部疾病的其他原因**
  颈椎本身的病变和寒湿环境也是颈椎病的诱因

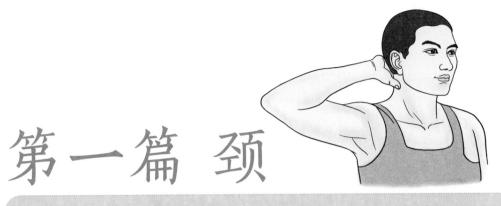

第一篇 颈

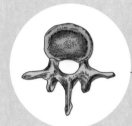

第一章
清楚认识你的颈部

颈椎上连颅骨，下接胸椎，起到承上启下的作用。为了支持头部的重量，颈椎具有很大的支持力；为适应视、听、嗅等各种反应器官，颈椎本身又具有很大的灵活性。但是椎骨形状不均匀，颈部关节突关节组织复杂，肌肉及韧带细小繁多等这些错综复杂的原因，会致使颈部容易发生各种各样的病变，尤以颈椎病最为典型。

颈部结构特点

颈，繁体字为"頸"，意思即"与头有关"。《说文解字》中说："颈，头茎也。"意思说它在人体结构中的地位就如同茎在植物中的作用一样，为人体传输气血，具有重要作用。

● 颈椎的结构和特点

颈部由颈椎骨、颈动脉、颈静脉、肌肉、筋骨和韧带等组成。其主要成分是脊柱，颈部脊柱由 7 块椎骨、6 个椎间盘及相应的韧带组成。颈椎是人体脊柱的重要组成部分。

颈椎有 7 个，除第 1 颈椎和第 2 颈椎之间没有椎间盘外，其余颈椎之间以及第 7 颈椎、第 1 胸椎之间都夹有椎间盘，颈椎间有 6 个椎间盘。椎体和椎弓共同组成了颈椎。椎体为柱状体，呈椭圆形，椎弓与椎体相连形成椎孔。椎管是所有椎孔相连而形成的，脊髓即容纳在椎管里。

钩椎关节是颈椎有别于其他部位的特殊关节。它的作用是防止椎间盘向侧后方突出，但当其因退行变化发生增生时，就会影响位于其侧方的椎动脉的血液循环，并压迫位于其后方的脊神经根。

每个颈椎由 5 个突起组成，伸向两侧的为横突，上面是一横突孔，内有椎动脉通过。朝后下方突起的是棘突，其尾部多呈叉状。在椎弓的两侧各有上关节突和下关节突。该关节接近水平，上关节面向后上，下关节面向内下，这种结构有利于颈椎的屈伸。

椎间盘是颈椎的另一个重要组成部分，由髓核、纤维环和软骨板三部分组成的纤维环组织构成，夹在脊柱的两个椎体中间，可以连接椎体。髓核位于椎间盘的中央，其 80% 的成分是水，四周被外层的纤维环包围。纤维环是由多层纤维组织斜着编织围绕着髓核聚集而成，在横切面上排列成同心环状。软骨板构成椎间盘的顶部和底部，与椎体的松质骨紧密相连。软骨板与纤维环牢固结合，质地坚韧而柔软，把髓核密封在里面。

● 颈椎的作用

颈椎上连颅骨，下接胸椎，起到承上启下的作用。具体而言，颈椎传递头部和颈部的负荷，维持颈部运动，保护脊髓和椎动脉。椎体、关节突和韧带是颈椎功能稳定的内部支撑，椎体周围的肌肉、筋膜则是外部组织。为了支持头部的重量，颈椎具有很大的支持力；为适应视、听、嗅等各种反应器官，颈椎本身又具有很大的灵活性。

颈椎生理构造

人体脊柱有四个生理弯曲，即颈椎向前凸、胸椎向后凸、腰椎向前凸、骶尾椎向后凸，分别简称为颈曲、胸曲、腰曲和骶曲，其主要组成部分是椎骨。颈椎上连头部颅骨，下接胸椎骨，在人体结构中占有重要地位。

脊柱的四个生理弯曲

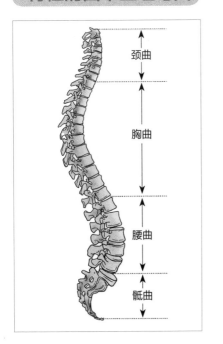

颈椎前凸生理曲度的形成：胚胎时呈后凸状态，幼儿期渐成前凸，称为继发曲度，是身体负重后由椎体和椎间盘产生前厚后薄的改变所引起。

颈椎前凸生理曲度的作用：颈椎生理曲度的存在，增加了颈椎的弹性和支持性，可以减缓外力对脑和脊髓的震荡程度，也是医生利用 X 光片诊断颈椎是否发生病变的重要依据。

椎骨的结构（上面）

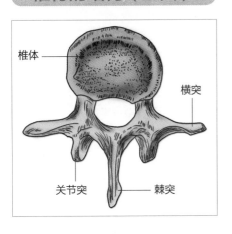

椎体

横突

关节突　棘突

椎骨的结构（侧面）

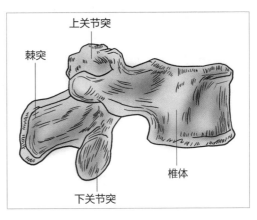

上关节突

棘突

椎体

下关节突

② 颈椎病的类型与典型表现

颈部在脊柱关节中活动最大，再加上椎骨形状不均匀，颈部关节突关节结构复杂，肌肉及韧带细小繁多等这些错综复杂的原因，会致使颈部容易发生各种类型的病变，尤以颈椎病最为典型。

● 颈部疾病的类型

颈部在脊柱各关节中活动度最大，再加上椎骨形状不均匀，颈部关节突关节结构复杂，肌肉及韧带细小繁多，这些都是颈部发生病变的生理因素。

颈部疾病大致分为颈部急性损伤、落枕、颈椎间盘突出症、颈椎病等，其中颈椎病是多发症，也是常见病。

颈部急性损伤多见于交通事故。当高速行驶的机动车突然急刹车时，头部会由于惯性作用而急剧向前冲出，随后又会过度后伸。颈椎也跟着做前后摆动，出现反复的屈伸运动。在很短的时间内，相反的作用力会造成颈部各层软组织不同程度的损伤。其症状表现如下：部分肌肉和皮肤撕裂伤；局部压痛或活动受限；严重者可表现为上肢瘫痪，触觉、痛觉受损等。

落枕的病因很多，睡眠时枕头过高、过低或过硬、睡眠姿势不良、睡眠时露肩着凉、颈部受突然扭转、身体衰弱、筋骨活动失衡等因素都可能导致落枕的发生。其症状常表现为醒来后发现自己头歪向一侧，颈部无法正常活动，同时另一侧颈部肌肉疼痛，严重者疼痛放射到头部、背部和上肢。

颈椎间盘突出症是由于颈椎间盘组织本身缺乏血液供应而导致修复能力变差，再加上颈部活动频繁，负重较大等因素造成颈椎间盘发生退行性改变、纤维环的韧性和弹性降低而导致的。其症状因颈部椎间盘突出部位相应节段不同而不一，严重者可能出现双下肢瘫痪，大小便失禁。

● 颈部疾病的典型表现

颈椎病是颈部疾病的典型表现，它指的是由于颈椎骨、椎间盘、韧带发生病变，受到外界刺激或压迫神经根、脊髓、椎动脉及软组织，引起的以颈肩部疼痛、麻木为主要表现的一组症候群。根据发病症状和体征的不同，可分为以下几种类型：颈型颈椎病、交感型颈椎病、椎动脉型颈椎病、脊髓型颈椎病、神经根型颈椎病和混合型颈椎病。

颈椎病的六种类型

颈椎病指的是由于颈椎骨、椎间盘、韧带发生病变，受到外界刺激或压迫神经根、脊髓、椎动脉及软组织，引起的以颈肩部疼痛、麻木为主要表现的一组症候群，它是颈部疾病的典型表现。

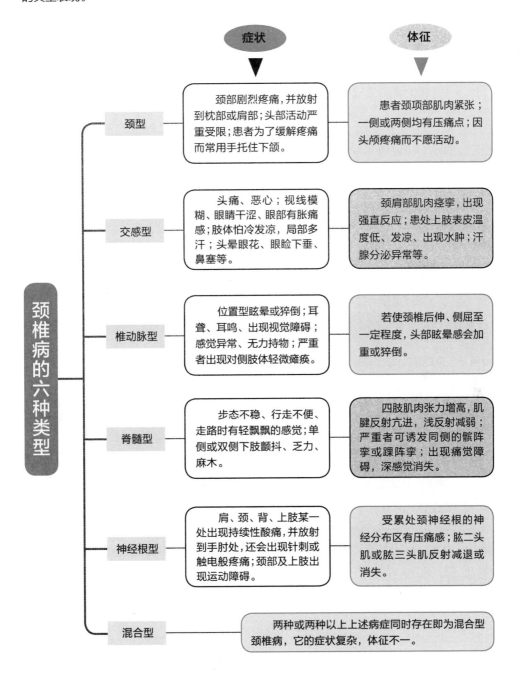

症状

体征

颈型

颈部剧烈疼痛，并放射到枕部或肩部；头部活动严重受限；患者为了缓解疼痛而常用手托住下颌。

患者颈项部肌肉紧张；一侧或两侧均有压痛点；因头颅疼痛而不愿活动。

交感型

头痛、恶心；视线模糊、眼睛干涩、眼部有胀痛感；肢体怕冷发凉，局部多汗；头晕眼花、眼睑下垂、鼻塞等。

颈肩部肌肉痉挛，出现强直反应；患处上肢表皮温度低、发凉、出现水肿；汗腺分泌异常等。

椎动脉型

位置型眩晕或猝倒；耳聋、耳鸣、出现视觉障碍；感觉异常、无力持物；严重者出现对侧肢体轻微瘫痪。

若使颈椎后伸、侧屈至一定程度，头部眩晕感会加重或猝倒。

脊髓型

步态不稳、行走不便、走路时有轻飘飘的感觉；单侧或双侧下肢颤抖、乏力、麻木。

四肢肌肉张力增高，肌腱反射亢进，浅反射减弱；严重者可诱发同侧的髌阵挛或踝阵挛；出现痛觉障碍，深感觉消失。

神经根型

肩、颈、背、上肢某一处出现持续性酸痛，并放射到手肘处，还会出现针刺或触电般疼痛；颈部及上肢出现运动障碍。

受累处颈神经根的神经分布区有压痛感；肱二头肌或肱三头肌反射减退或消失。

混合型

两种或两种以上上述病症同时存在即为混合型颈椎病，它的症状复杂，体征不一。

③ 颈椎病的自我诊断

颈椎病不仅给患者带来了肉体上的疼痛，也带来了精神上的折磨。很多人由于职业原因，长期伏案工作，颈部出现不适，因此担心自己患了颈椎病。但究竟是否患了颈椎病呢？我们给您提供了几种简单的自我检测法。

颈椎病是一种常见病，也是一种多发症，它不仅给很多人带来了身体的折磨和痛苦，还会给患者带来一定的精神煎熬，从而影响正常的工作和生活。

很多人忙于工作，即使颈部出现了不适症状，也无暇去医院接受检查。为了节省您的宝贵时间，我们为您提供几种简单的家庭自我检测法，您可以借此确认一下自己是否真的患了颈椎病，并及时采取相应措施，防止病情加重。

● 按压头部法

受测者端坐在椅子上，头肩部向上挺直，帮助者双手置于受测者头顶部，逐渐加力往下按压；或者帮助者将左手放在受测者的头顶，右手紧握拳头，轻微打击左手，使压力往下传。这两种方法会使受测者的椎间孔受到压缩和震动，如果受测者感觉疼痛或麻木，那就是患了颈椎病。

● 枕、下颌部牵引法

受测者取坐位，帮助者左手托住受测者下颌部，右手托其枕部；或者帮助者站在受测者的背后，并使前胸靠在受测者的枕部，用双手托住受测者下颌部。等受测者全身放松后，再用双手同时用力向上牵引。倘若受测者感觉颈部疼痛减轻或感觉很舒适，那就是患上了颈椎病。

● 抬高手臂法

受测者取或坐或立姿势，低下头。帮助者站在其身后，用左手扶住受测者的头部，右手握住受测者所测肢的腕部，向后上方推拉。倘若所测肢出现放射性疼痛或窜痛，那就是患上了颈椎病。

● 头部旋转活动法

受测者取坐或站位，左右旋转颈部约1分钟，如果上肢出现放射性疼痛或麻木感，再前屈或后伸头部，疼痛或麻木感加重，那么就是患了颈椎病。

四种简单的颈椎病自测法

以下四种自我检测方法，均简单易行。如果出现了自测方法中相应的反应，就可以初步诊断患了颈椎病。

1 轻敲头部法

操作方法： 左手置于受测者头部，右手紧握拳头，轻微打击左手。

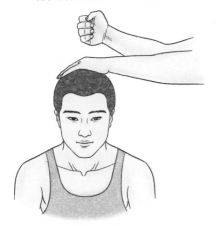

患病反应： 颈部疼痛或麻木

2 枕、下颌部牵引法

操作方法： 左手托住受测者下颌，右手托其枕部。

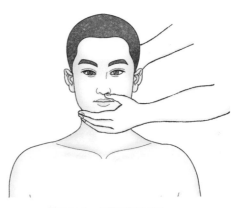

患病反应： 颈部疼痛减轻

3 双手牵引法

操作方法： 前胸靠在受测者枕部，双手托住受测者下颌。

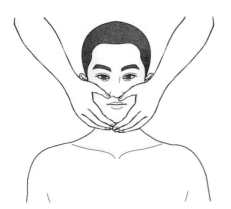

患病反应： 颈部有轻松、舒适感

4 旋转头部法

操作方法： 双手扶握头部，帮助颈部左右旋转1分钟。

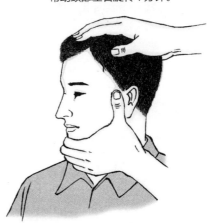

患病反应： 上肢出现放射性疼痛

④ 危害颈部的不良生活习惯

俗话说"千里之堤毁于蚁穴"，我们的很多疾病都是由生活方式和一些不良习惯所引发的。颈椎病也不例外。不好的生活习惯是引发颈椎病的一个不可回避的原因。这包括阅读习惯、睡眠习惯、吸烟习惯等。

虽然人体的疾病在很大程度上与体内外环境相关，但不良生活习惯也是疾病发生的一个重要原因。休息、睡眠、坐姿、站姿、饮食等都与人体健康有密切关系。

● 阅读习惯

喜欢躺在床上或沙发上看书或看电视的人，颈椎长时间处于屈曲状态，颈部背侧肌肉和韧带长时间处于负荷状态，慢慢地，就会造成慢性劳损。

● 睡眠习惯

睡眠时枕头位置不正确、高度不合理、形状不合适或者不用枕头等都会导致颈椎病的发生。比如用高枕头会造成椎间盘内部受力不均，打破了颈椎小关节和肌肉之间的平衡状态，加速了颈椎形状及功能的退变。

● 吸烟习惯

烟中的尼古丁会导致颈部毛细血管的痉挛，从而使颈椎椎体血液供应减少，从而导致椎间盘与上下椎体连接的软骨板钙化，引起颈椎病。因此，长期吸烟的人患颈椎病的概率比正常人相对要高很多。

● 易致受凉的习惯

露肩吹空调、趴在桌子上午休、"三伏天"汗流浃背后洗冷水澡等，都会影响颈部健康。这也告诉我们，无论在工作还是生活中，都要自觉养成良好的习惯，防患于未然。

危害颈部的不良生活习惯

躺在沙发上看电视 — **常见的不良生活习惯** — 睡觉时用高枕头

颈椎长时间处于屈曲状态，颈部肌肉长时间承担负荷，造成慢性劳损。

吸烟

烟中的尼古丁会导致颈部毛细血管的痉挛，从而引起颈椎病。

高枕头使椎间盘内部受力不均，加速颈椎功能退化。

⑤ 引起颈部疾病的职业原因

职业因素会影响人们的姿势，而姿势又会影响到人体的健康。比如经常伏案工作的人，颈部经常处于屈曲状态，易变形变性。所以，为了防止颈椎病的发生，工作之余应不时做一些活动或颈部保健操。

职业会影响人们的情绪状态和姿势，而这些因素又会影响颈椎的曲度。颈椎的变形和变性是颈椎病发生的直接原因。因职业原因而患上颈椎病的人，多见于30岁之前。常见于以下几类人群：

1. 办公室人员：因为长期伏案工作或长期操作电脑，颈部屈曲时间长，造成屈肌长期收缩劳损，韧带、关节囊牵拉增厚，从而患上颈椎病。

2. 教师：因颈椎长期后仰而引起颈椎病。

3. 粉刷工：长时间抬头粉刷天花板，所以非常容易患颈椎病。

4. 小提琴手：经常颈部夹着琴托，头部长期侧屈，颈部肌肉紧张而引起颈椎病。

5. 装卸工：在快递公司或邮局长期搬运物品的装卸工，因常用肩膀扛货物，致使颈部肌肉、韧带过度牵拉而引起颈椎病。

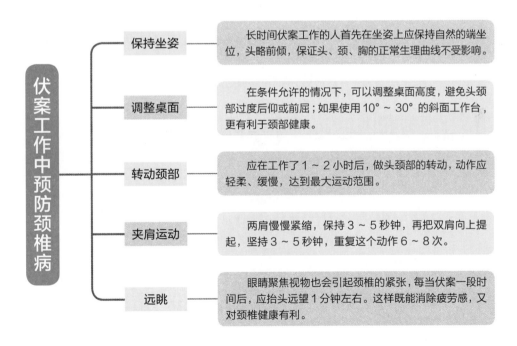

伏案工作中预防颈椎病

保持坐姿	长时间伏案工作的人首先在坐姿上应保持自然的端坐位，头略前倾，保证头、颈、胸的正常生理曲线不受影响。
调整桌面	在条件允许的情况下，可以调整桌面高度，避免头颈部过度后仰或前屈；如果使用10°~30°的斜面工作台，更有利于颈部健康。
转动颈部	应在工作了1~2小时后，做头颈部的转动，动作应轻柔、缓慢，达到最大运动范围。
夹肩运动	两肩慢慢紧缩，保持3~5秒钟，再把双肩向上提起，坚持3~5秒钟，重复这个动作6~8次。
远眺	眼睛聚焦视物也会引起颈椎的紧张，每当伏案一段时间后，应抬头远望1分钟左右。这样既能消除疲劳感，又对颈椎健康有利。

⑥ 不良情绪引起颈部疾病

　　情绪对人的健康至关重要。如果人们连续长时间处于紧张状态，处于悲凉、恐惧、焦虑、愤怒、暴躁、憎恨、忧郁等不良的情绪和精神状态之下，就会诱发很多常见病。颈椎健康也会在很大程度上受到不良情绪的影响。

　　有的人如果既没有外伤劳损，也没有不良习惯，却莫名其妙地患上了颈椎病。这时就要想想自己是不是正处于"七情困扰"之中。现在从事各种工作的人压力都很大，或多或少会有坏情绪。整天或忙碌或枯燥或繁重的工作，让人们疲惫不堪，心情得不到放松，就会变得焦虑、烦躁、易怒、具有攻击性。毫无疑问，这些都是会危害健康的坏情绪。

　　情绪不良是人体内分泌失调的一个重要原因，而内分泌失调又会影响身体内正常的新陈代谢，新陈代谢紊乱又会使肌肉骨骼功能发挥受阻，因而导致颈椎病的加重。而颈椎病的加重反过来又会使患者的情绪更加不好，很容易激动和乱发脾气，这又让颈椎病进一步加重，二者之间是恶性循环的关系。心情不好不仅会诱发颈椎病，还会使身体上的其他毛病更加频繁地拜访你。

　　因此，遇到挫折和困难，你要学会释怀，对这些不好的境遇可以"耸耸肩"，既能让你打从心底地轻松对待这些"小问题"，又能活动一下你的颈部和肩膀，缓解颈肩疲劳及预防颈椎病，一举两得。

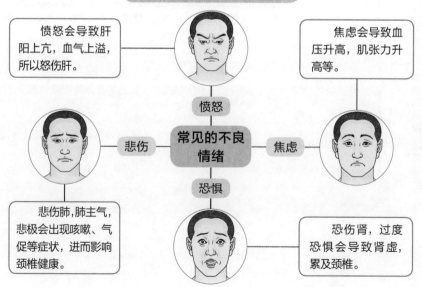

不良情绪危害健康

愤怒会导致肝阳上亢，血气上溢，所以怒伤肝。

焦虑会导致血压升高，肌张力升高等。

常见的不良情绪

愤怒

悲伤

焦虑

恐惧

悲伤肺，肺主气，悲极会出现咳嗽、气促等症状，进而影响颈椎健康。

恐伤肾，过度恐惧会导致肾虚，累及颈椎。

图解肩颈脊柱消百病一学就会

7 引起颈部疾病的其他原因

颈椎病远不止我们通常所理解的颈椎出了毛病这么简单，而是一种会累及全身的疾病，由多种因素共同作用的结果。因此，要想真正有效地预防颈椎病，就要保证自己全面的身心健康，保持良好的生活习惯。

● 颈椎本身的病变

人体在很大程度上就像一台机器，随着年龄的增长，器官也不可避免地会发生生理退化，这种退化首先从肌肉开始，表现在力量不足、功能随之下降。其次是椎间盘纤维组织的透明变性、纤维变粗、纤维排列出现紊乱，继而出现细小裂纹，严重的会出现椎间盘纤维组织的完全断裂，形成肉眼可见的缝隙。后期椎间盘因破裂而失去支撑作用，功能急剧下降。或者是椎间盘突出或膨大，继而出现骨质增生，前、后韧带钙化，最终形成颈椎病。

另外，人体先天器质性病变也是颈椎病发生的一个重要原因，比如第 1 颈椎结构发育不良、先天性椎管狭窄等病变也是颈椎病的发病基础。40 ~ 50 岁的人群中，颈椎退行性病变者占 1/4；55 岁以上颈椎退行性病变者占 85.5%。另外，颈椎中央椎管、神经根管狭窄者颈椎病的发病率比正常人高出 1 倍。由此可见，颈部本身的器质性病变是颈椎病形成的一个重要原因。

● 环境的影响

风寒潮湿的环境和季节气候的变化，也是颈椎发生疾病的一个不可不提的外因。若长期生活在阴冷潮湿的环境中，由于风寒潮湿的刺激，肌体对疼痛的耐受功能会减弱，患者会感觉畏寒发凉，时而感觉肌肉酸胀。长期下去，血液循环受阻碍，神经的敏感性下降，肌肉收缩变得不协调，从而导致肌肉局部痉挛、软组织血液循环出现障碍、微血管收缩等现象的发生。久而久之，肌肉会出现水肿、组织粘连，继而引发肌肉僵直，使关节活动受到限制，出现局部疼痛，引发颈椎病。

此外，咽喉炎、龋齿、牙周炎、中耳炎、代谢失调、不适当的体育锻炼等因素都有可能诱发颈椎病。

本章看点

● 颊车穴
  让颈部痉挛彻底消失

● 下关穴
  帮颈部消肿止痛

● 少泽穴
  彻底摆脱颈部神经痛

● 后溪穴
  调节颈椎，治疗脊柱的毛病

● 委中穴
  通络止痛，颈痛不再来

● 天井穴
  从头颈到肩背都不痛

● 风门穴
  祛除颈项僵硬、肩背酸痛

● 消泺穴
  除湿降浊，治疗颈项强痛
  ……

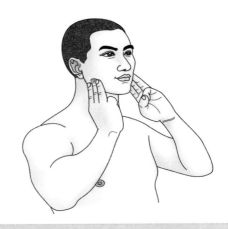

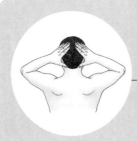

第二章
颈部保健自疗特效穴

随着工作方式的转换，如今越来越多的人要借助电脑等工具工作，因此患颈椎疾病的人也越来越多。去医院就医是其中一种选择，但如果您能掌握更多的颈部保健方法，相信对您的健康会很有帮助。这里我们向您推荐几个颈部保健的特效穴位，帮助您预防和摆脱颈椎疾病的困扰。

颊车穴 让颈部痉挛彻底消失

也叫"曲牙穴"。颊车穴的作用是将胃经的水谷精微和气血循着经脉运行至头部。此穴位的物质是从大迎穴传来的水谷精微、气血，受内部心火的外散之热，气血物质经由此处循着胃经输送到头部。对颈部痉挛、面部麻痹有很好的疗效。

● 主治功效

（1）按摩颊车穴对于治疗颈部痉挛、面神经麻痹、声音沙哑、下颌关节炎等病都有非常好的效果。

（2）按摩此穴位对于口眼歪斜具有特殊的疗效。

（3）长期按压此处穴位，对腮腺炎、下齿痛等病症，也具有良好的保健和治疗功效。

● 精确取穴

位于下颌角前上方大约一横指处，按之凹陷处（在耳下1寸左右），用力咬牙时，咬肌隆起的地方。

● 按摩方法

①正坐或者仰卧，双手的拇指、小指稍屈，中间三指伸直；②用中间三指按压下颌颊部，主要用中指指腹压在咬肌隆起处，有酸胀感；③可以同时左右揉按（也可单侧揉按）；④每次揉按1～3分钟。

精确取穴按摩

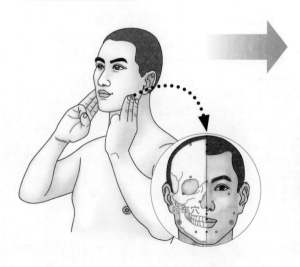

1 取穴技巧

正坐或仰卧，用力咬牙，双手拇指、小指稍屈，中间三指伸直，放于下颌颊部，中指指腹压在咬肌隆起处即是。

2 配伍治疗

颊车+下关+阳白+合谷
→三叉神经痛

程度	指法	时间/分钟
适度	中指揉法	1～3

⑨ 下关穴 帮颈部消肿止痛

下关穴对胃经上输头部的气血物质中的阴浊部分具有类似关卡的作用。因为本穴的物质是来自颊车穴的天部水湿之气，上行至此处穴位后，水湿之气中重浊的部分冷降归地。根据辨证选择不同的配穴，将具有非常好的疗效。

● 主治功效

（1）此处穴位具有消肿止痛、聪耳通络、疏风清热、通关利窍的作用，能缓解眩晕、颈肿等症状。

（2）长期按摩下关穴对牙痛、口歪、面痛、面神经麻痹都有良好的疗效。

（3）能治疗下颌脱臼、颞下颌关节炎、颞下颌关节功能紊乱综合征等。

● 精确取穴

下关穴位于人体的头部侧面，耳前一横指，颧弓下凹陷处，张口时隆起，宜闭口取穴。

● 按摩方法

①正坐、仰卧或者仰靠，闭口，手掌轻轻握拳，食指和中指并拢，食指贴在耳垂旁边；②以中指的指腹按压所在部位，有酸痛感；③也可用双手食指的指腹按压两侧穴位，每次1～3分钟。

精确取穴按摩

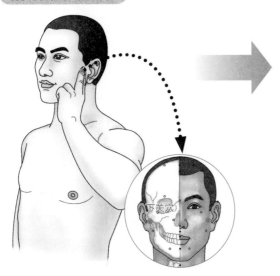

1 取穴技巧

正坐或仰卧、仰靠，闭口，手掌轻握拳，食指和中指并拢，食指贴于耳垂旁，中指指腹所在位置即是。

2 配伍治疗

下关＋合谷→胃火牙痛

程度	指法	时间/分钟
适度	中指压法	1～3

⑩ 少泽穴 彻底摆脱颈部神经痛

"别名小吉、小结。少者小也，泽者润也，心之热出火府于小肠，故名少泽。"按摩此穴位，能治疗颈项、前臂、肋间神经痛。此外，只要用指尖稍微用力掐按此处穴位，就能够快速缓解咽喉疼痛，并能让昏迷的患者苏醒。此穴对产妇少乳也有疗效。

● 主治功效

（1）长期掐按此处穴位，对颈项神经痛、前臂神经痛、肋间神经痛、头痛、咽喉肿痛、短气、耳聋、寒热不出汗等症状，具有很好的保健和调理作用。

（2）用指尖掐按此处穴位，对于初期中风、不省人事的患者，可以其使气血流通，有开窍醒脑的作用。

（3）现代医学中，常用此穴治疗乳腺炎、乳汁分泌不足、神经性头痛、中风昏迷、精神分裂等症状。

● 精确取穴

在人体小指末节尺侧，距指甲角0.1寸。

● 按摩方法

①一只手的掌背向上、掌面向下；②用另一只手轻握小指，拇指弯曲，用指甲尖端垂直下压；③轻轻掐按此处穴位，有强烈的刺痛感；④每次掐按1～3分钟。

精确取穴按摩

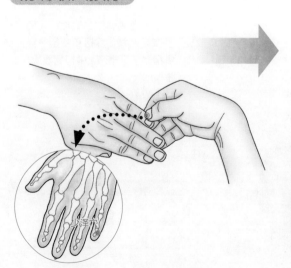

1 取穴技巧

掌背向上、掌面向下，以另一只手轻握小指，弯曲拇指，指尖所到达的小指指甲外侧下缘处即是该穴。

2 配伍治疗

少泽＋人中→昏迷、休克

程度	指法	时间／分钟
适度	拇指掐法	1～3

⑪ 后溪穴 调节颈椎，治疗脊柱的毛病

后溪穴能泻心火、壮阳气、调颈椎、利眼目、正脊柱。不管是颈椎出了问题，还是腰椎受了伤，都可以通过按摩后溪穴来治疗，而且效果明显。闪了腰而疼痛难忍时，只要用手指指尖掐按此穴位，同时轻轻转动痛处，就能快速止痛。

● 主治功效

（1）能有效治疗落枕、腰痛、腰部急性扭伤、慢性劳损等。

（2）对头痛、目赤、耳聋、咽喉肿痛、手指及臂肘痉挛具有疗效。

（3）长期按压此穴，并配合针灸，能治疗精神分裂症、癔症、肋间神经痛等疾患。

● 精确取穴

在人体的手掌尺侧，微微握拳，当第 5 指掌关节后远端，手掌感情线的尾端，在小指下侧边凸起如一火山口状处即是。

● 按摩方法

①伸臂屈肘向头，上臂与前臂约呈 45°，轻握拳；②用拇指指尖掐按穴位，每次掐按 1 ～ 3 分钟；③长期伏案工作或在电脑前久坐的人，可以每隔 1 小时，将双手后溪穴放在桌沿上来回滚动 3 ～ 5 分钟。

精确取穴按摩

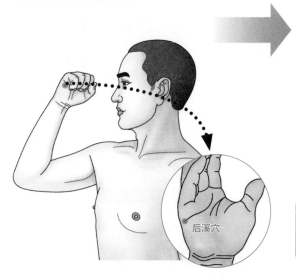

后溪穴

1 取穴技巧

伸臂屈肘向头，上臂与前臂约呈 45°，轻握拳，手掌感情线的尾端，在小指下侧边凸起如一火山口状处即是该穴。

2 配伍治疗

后溪＋天柱→落枕
后溪＋列缺＋悬钟→颈痛

程度	指法	时间 / 分钟
适度	拇指掐法	1 ～ 3

⑫ 委中穴 通络止痛，颈痛不再来

膀胱经膝下部各穴上行的水湿之气，吸热后上行，在此穴中呈聚集之状，因此称"委中"。因为现在很多人的生活方式不健康，颈部疼痛、腰腿无力、腰酸背痛困扰着越来越多的人。只要按摩委中穴，就能强化腰腿力量，有祛除腰酸、背痛的效果。

● 主治功效

（1）长期按摩此穴位，能治疗颈部疼痛、坐骨神经痛、小腿疲劳、下肢瘫痪、臀部疼痛、膝关节疼痛、腓肠肌痉挛等病症。

（2）能治疗腰背、腿部的各种疾病，如腰腿无力、腰痛、腰连背痛、腰痛不能转侧等。

（3）长期按摩这个穴位，可治疗四肢发热、小便困难，以及中暑、急性胃肠炎。

● 精确取穴

在膝盖里侧中央，腘横纹中点，当股二头肌肌腱与半腱肌肌腱的中间即是。

● 按摩方法

①端坐垂足、双手轻握大腿两侧、拇指在上，其余四指在下；②食指放在膝盖里侧，就是腿弯的中央部位，用食指按压所在之处，有酸痛感；③用食指的指腹，向内用力按揉，每次左右两侧穴位各按揉 1～3 分钟，也可以双侧同时按揉。

精确取穴按摩

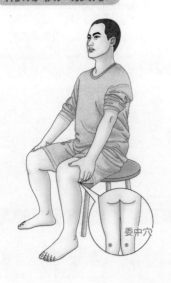

委中穴

1 取穴技巧

端坐垂足、双手轻握大腿两侧、拇指在上，其余四指在下，食指放于膝盖里侧，即腿弯的中央，则食指指腹所在之处即是该穴。

2 配伍治疗

委中＋肾俞＋阳陵泉＋太溪
→腰痛

程度	指法	时间／分钟
适度	食指按法	1～3

⑬ 天井穴 从头颈到肩背都不痛

"天井"的意思是指三焦经吸热上行的水浊之气在这个穴位处聚集。天井穴是最好的能够清热凉血的穴位。按摩它能治疗五官科、神经系统、呼吸系统、心血管等疾病，而且对治疗颈项疼痛、麦粒肿、淋巴结核具有特效。

● 主治功效

（1）这个穴位具有清热凉血的作用，对治疗麦粒肿、淋巴结核具有较好的效果。

（2）长期按摩这个穴位，对肘关节及周围软组织疾患、偏头痛、颈项疼痛、肩痛、背痛、扁桃体炎、荨麻疹等病症，具有很好的调理和保健作用。

● 精确取穴

位于人体的手臂外侧，屈肘时，当肘尖直上 1 寸凹陷处。

● 按摩方法

①正坐，手平伸，屈肘，前臂垂直于地面，与肘部大约呈 90°，掌心向内，指尖向上，举臂，上臂的底部与肩平；②用另一只手轻握肘下，四指在下，拇指在上，中指或食指弯曲，用指尖垂直向上按摩肘尖上 1 寸凹陷的穴位处；③两侧穴位，每天早晚各按压 1 次，每次按压 1 ~ 3 分钟。

精确取穴按摩

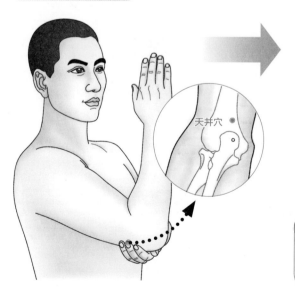

天井穴

1 取穴技巧

正坐，手平伸，屈肘，前臂垂直于地面，掌心向内。用另一手轻握肘下，四指在下，拇指在上，用中指（或食指）指尖垂直向上压肘尖上 1 寸凹陷处即是。

2 配伍治疗

天井 + 率谷 → 偏头痛

天井 + 巨阙 + 心俞 → 精神恍惚

程度	指法	时间 / 分钟
重	中指压法	1 ~ 3

⑭ 风门穴 祛除颈项僵硬、肩背酸痛

"穴在第二椎下两旁，为风邪出入之门户，主治风疾，故名风门。"风门穴是中医里最常用的祛风穴位之一。比如，天冷的时候，总是很容易受风寒感冒、咳嗽不断或颈项僵硬、肩背酸痛，遇到这种情况后，如果每天能够按摩风门穴，就会有意想不到的保健作用。

● 主治功效

（1）按摩这个穴位，具有宣通肺气、调理气机的作用，能有效治疗各种风寒感冒发热、恶寒、咳嗽、支气管炎等疾病。

（2）此穴位对预防感冒、头颈痛、胸背痛、荨麻疹、呕逆上气等病症，具有很好的保健和调理作用。

（3）用热吹风机"吹"这个穴位，对剧烈的哮喘具有迅速缓解的作用。

● 精确取穴

在第 2 胸椎棘突下，旁开 1.5 寸处，属于足太阳膀胱经的穴位。

● 按摩方法

①正坐，头微微向前俯，举起双手，掌心向后；②食指和中指并拢，其他手指弯曲，越过肩伸向背部，将中指的指腹放置在大椎穴下第 2 个凹陷的中心，即食指的指尖所在的位置就是该穴；③举手抬肘，用中指的指腹按揉穴位，每次左右两侧穴位各按揉 1～3 分钟。

精确取穴按摩

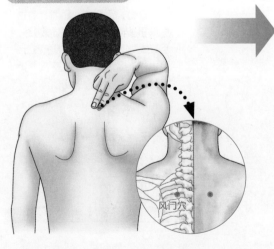

风门穴

1 取穴技巧

正坐，头微微向前，掌心向后，并拢食指、中指两指，其他手指弯曲，越过肩伸向背部，将中指指腹置于大椎穴下第 2 个凹陷的中心，则食指指尖所在处即是。

2 配伍治疗

风门 + 肺俞 + 大椎 → 咳嗽
风门 + 合谷 → 感冒、咳嗽

程度	指法	时间 / 分钟
适度	中指按法	1～3

(15) 消泺穴 除湿降浊，治疗颈项强痛

也名"臑交穴""臑窌穴""臑俞穴"。"臑交"的意思指穴位内的气血为天部之气。"臑窌"的意思指穴位内的天部之气在此化为地部经水。经常按摩消泺穴，不仅可以治疗气郁、头痛、胸闷，还具有减肥的效果。

● 主治功效

（1）按摩这个穴位能够除湿降浊、清热安神、活络止痛。

（2）经常按摩该穴位，能有效治疗头痛、颈项强痛、臂痛、齿痛、癫疾等疾患。

（3）每天坚持按压此穴位，具有减肥美容的效果。

● 精确取穴

在上臂外侧，当清冷渊穴与臑会穴连线中点处。

● 按摩方法

①正立，双手下垂，左右手交叉，手掌放在对侧上臂的中间位置；②左右手四指向上臂施加压力，中指所在的部位就是这个穴位；③四指并拢，向穴位施加压力，一压一松；④每天早晚分别按压两臂穴位，每次按压 3 ~ 5 分钟。

精确取穴按摩

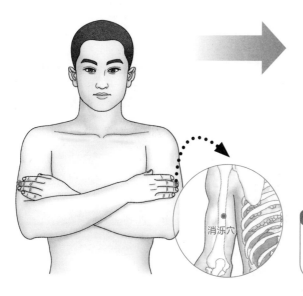

消泺穴

1 取穴技巧

正立，双手下垂，左右手交叉，手掌放在对侧上臂的中间位置，左右手四指向上臂施加压力，中指所在的位置即是。

2 配伍治疗

消泺＋肩髎＋肩髃＋臑会＋清冷渊→肩臂痛、上肢不遂和肩周炎

程度	指法	时间 / 分钟
重	四指压法	3 ~ 5

⑯ 强间穴 缓解休息不好带来的颈痛

许多白领，经常为了完成工作任务而通宵达旦地熬夜、加班，睡眠严重不足。夜里睡不好觉，第二天就会精神疲乏、头重头昏、颈部疼痛，影响学习和工作。此时，揉一揉强间穴，对解除疲劳、缓解疼痛会非常有效。

● 主治功效

（1）坚持长期按压这个穴位，能够治疗颈项强痛、头痛、目眩、癫狂、痫症、烦心、失眠等疾患。

（2）长期按压这个穴位，对于脑膜炎、神经性头痛、血管性头痛、癔症等，具有明显的治疗、恢复、调理和保健作用。

● 精确取穴

在头部，当后发际正中直上4寸，即脑户穴上1.5寸处。

● 按摩方法

①正坐或者俯卧，双手伸过颈项，手掌心向着头部，扶住后脑勺，四指的指尖并拢向着头顶，此时，中指的指尖所在的部位就是这个穴位；②用中指和食指的指腹按揉此穴位，有酸痛、胀麻的感觉；③每次按揉1~3分钟。

精确取穴按摩

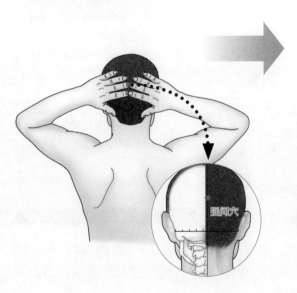

1 取穴技巧

正坐或俯卧，伸双手过颈，置于后脑处，掌心向头，扶住后脑勺，四指指尖并拢向头顶，中指指尖所在位置即是。

2 配伍治疗

强间 + 丰隆 → 头痛难忍

程度	指法	时间 / 分钟
轻	二指按法	1 ~ 3

(17) 承浆穴 缓解风寒感冒的头项强痛

也称"悬浆穴"。"承浆"是指任脉的冷降水湿及胃经的地部经水在此聚集。如果出现牙龈肿痛、出血，口腔溃疡，或者风寒感冒而引起的头项强痛，那么按摩承浆穴，就会有很好的止痛效果。

● 主治功效

（1）按摩这个穴位，能够治疗面神经麻痹、口眼歪斜、面肿、齿痛、口舌生疮、小便失禁等疾病。

（2）配风府穴，有疏风解表、通经活络的作用，能治疗头项强痛、感冒、牙痛等症。

（3）配委中穴，有清热凉血、活血止血的作用，能治衄血不止、牙龈出血。

● 精确取穴

位于人体面部，当颏唇沟的正中凹陷处。

● 按摩方法

①正坐或者仰卧，稍稍仰起头，伸出左手放在下颌前，手掌心向内，四指并拢微微弯曲，并轻轻放在下颌处的穴位上；②用中指的指尖垂直按揉穴位，有酸麻和痛的感觉；③分别用左右手的中指按揉穴位，先左后右，每次按揉1～3分钟。

精确取穴按摩

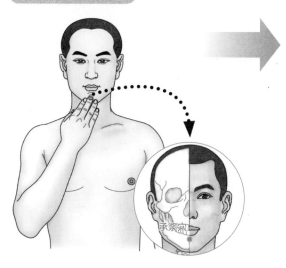

1 取穴技巧

正坐或仰卧，稍仰头，伸左手在下颌前，掌心向内，四指并拢微微弯曲，轻置于下颌处即是。

2 配伍治疗

承浆＋风府 → 头项强痛、牙痛

程度	指法	时间/分钟
轻	中指按法	1～3

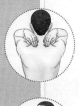

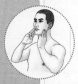

本章看点

● 推拿手法
　一学就会的治病方法

● 颈部按摩法
　简简单单摆脱颈痛

● 颈部旋扳法
　转一转就不痛了

● 足部按摩法
　从脚开始治颈椎病

● 热敷法
　让温暖赶走颈痛

● 家庭热敷法
　姜、醋、盐帮忙治颈痛

● 运动疗法一
　多动能治颈椎病

● 运动疗法二
　不妨练练太极拳

　……

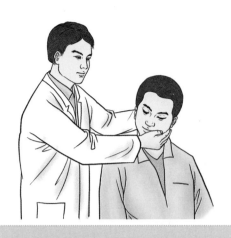

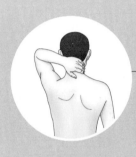

第三章
治疗有妙方，把健康还给你的颈部

除了急性的创伤，大部分颈椎疾病都是因长期的疲劳积累而形成的。因此，中医一些温和而长效的治疗方法对颈椎疾病非常有效。比如我们熟悉的按摩推拿法，通过按、揉、掐、捏等手法通经活络、活血化淤，在消除肌肉疲劳和疼痛方面效果突出，再配合器具、中药和运动疗法，治疗效果会更好。

⑱ 推拿手法 —学就会的治病方法

推拿按摩疗法作为一种非药物的自然疗法，操作方法是用手作用于患者的受伤、疼痛部位或特定的穴位，主要手法包括推、拿、按、摩、揉、捏、点、拍等，结合穴位和经络等理论，能够对各种疾病有非常显著的治疗效果。

● 功效原理

推拿按摩对疾病的治疗，是以中医理论为基础，即我们所知道的阴阳五行、脏腑、经络、气血津液等。

在具体操作上则是以不同的手法和力量按摩人体的经络、穴位或肌肉，以力生热，热而化气，通过体表，按照经脉先向经脉再至内脏依次传递的顺序，有效地刺激身体脏腑，从而达到平衡阴阳、调和气血、活血化淤、消肿止痛、祛风除湿的效果。

这样的治疗效果通过现代医学的理论能得到更好的解释。推拿按摩的外在压力作用于身体表面，产生的压力、摩擦、热量等刺激，直接或间接由皮肤向肌肉深层、神经、筋腱、血管和淋巴管等组织渗透，通过神经和体液的调节，从而使受损组织功能得到改善，起到对疾病的防治作用。

● 注意事项

1. 用按摩进行病症治疗时，应保持室内干净明亮、空气流通、温度适宜，最好保持安静。被按摩者的精神、身体都要放松，呼吸自然，刺激穴位最好是在呼气时。

2. 按摩时，操作者要先修整指甲，双手要保持清洁、温暖，同时将指环等有碍操作的物品预先摘掉，以免损伤被按摩部位的皮肤。

3. 按摩前要充分了解病情症状，在具体操作过程中，应注意先轻后重、由浅入深、轻重适度，严禁使用蛮力，以免擦伤皮肤或损伤筋骨。力度以患者感觉轻微酸痛，但完全可以承受为宜。

4. 做腰部和下腹部的按摩前，应先排空大小便。在过饥、过饱以及醉酒后均不宜按摩，一般在餐后 2 个小时按摩较为妥当。沐浴后休息 1 小时再按摩，才能起到放松、保健功效。

5. 在脱衣按摩的情况下，有些被按摩者有可能睡着，应取毛巾盖好，以防其着凉，注意室温。当风之处，不要按摩。

6. 按摩前不宜吸烟，以免影响按摩疗效。

推拿手法详细介绍

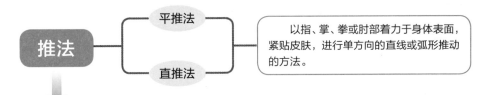

推法

平推法 / 直推法

以指、掌、拳或肘部着力于身体表面，紧贴皮肤，进行单方向的直线或弧形推动的方法。

可在人体各部位使用，具有行气活血、疏通经络、舒筋理肌、消积导滞、解痉镇痛等作用。

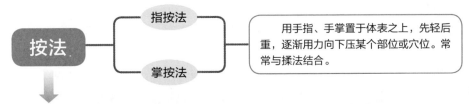

按法

指按法 / 掌按法

用手指、手掌置于体表之上，先轻后重，逐渐用力向下压某个部位或穴位。常常与揉法结合。

具有安心宁神、镇静止痛、开闭通塞、放松肌肉等作用。指按法适用于全身各部，掌按法常用于腰背、下肢。

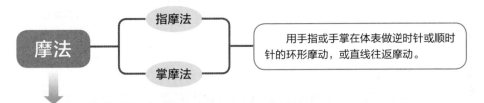

摩法

指摩法 / 掌摩法

用手指或手掌在体表做逆时针或顺时针的环形摩动，或直线往返摩动。

常用于胸腹、背部操作，具有理气和中、行气和血、消积导滞、祛淤消肿、健脾和胃、清肺排浊等作用。

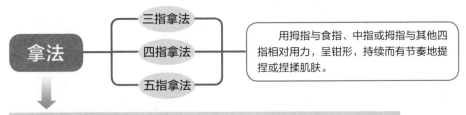

拿法

三指拿法 / 四指拿法 / 五指拿法

用拇指与食指、中指或拇指与其他四指相对用力，呈钳形，持续而有节奏地提捏或捏揉肌肤。

刺激较强，多作用于较厚的肌肉、筋腱，具有祛风散寒、通经活络、行气开窍、解痉止痛、祛淤生新等作用。

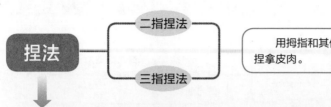

捏法

二指捏法

三指捏法

用拇指和其他手指对合用力，均匀地捏拿皮肉。

常用于头颈、项背、腰背及四肢，具有舒筋活络、行气活血、消积导滞、调理脾胃等作用。

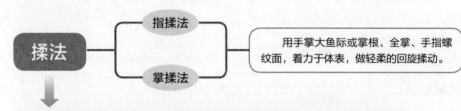

揉法

指揉法

掌揉法

用手掌大鱼际或掌根、全掌、手指螺纹面，着力于体表，做轻柔的回旋揉动。

可用于全身各部位，具有宽胸理气、消积导滞、活血化淤、消肿止痛、祛风散寒、舒筋活络、缓解痉挛等作用。

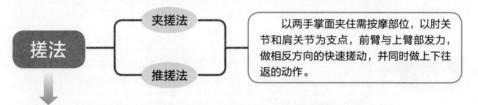

搓法

夹搓法

推搓法

以两手掌面夹住需按摩部位，以肘关节和肩关节为支点，前臂与上臂部发力，做相反方向的快速搓动，并同时做上下往返的动作。

用于四肢、胸肋、肩部等部位，具有疏通经络、调和气血、放松肌肉的功效。

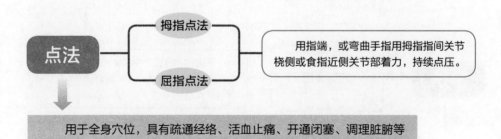

点法

拇指点法

屈指点法

用指端，或弯曲手指用拇指指间关节桡侧或食指近侧关节部着力，持续点压。

用于全身穴位，具有疏通经络、活血止痛、开通闭塞、调理脏腑等作用。

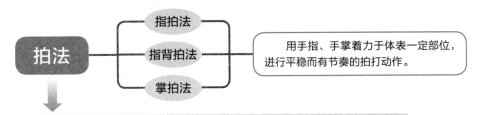

拍法 指拍法／指背拍法／掌拍法　用手指、手掌着力于体表一定部位，进行平稳而有节奏的拍打动作。

可作用于肩背、腰臀及下肢部，具有舒筋活络、行气活血、解除痉挛等作用。

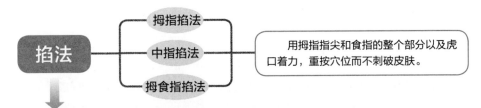

掐法 拇指掐法／中指掐法／拇食指掐法　用拇指指尖和食指的整个部分以及虎口着力，重按穴位而不刺破皮肤。

常用于人中或十宣等较敏感的穴位，具有开窍醒脑、回阳救逆、调和阴阳、疏通经络、运行气血等作用。

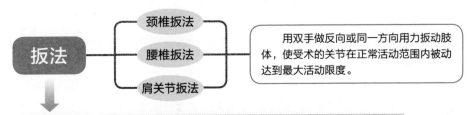

扳法 颈椎扳法／腰椎扳法／肩关节扳法　用双手做反向或同一方向用力扳动肢体，使受术的关节在正常活动范围内被动达到最大活动限度。

应用于颈、腰等全身关节，具有纠正错位、解除粘连、通利关节、舒筋活络等作用。

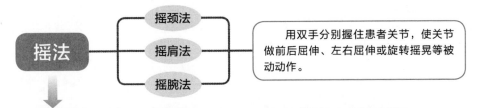

摇法 摇颈法／摇肩法／摇腕法　用双手分别握住患者关节，使关节做前后屈伸、左右屈伸或旋转摇晃等被动动作。

适用于颈、肩、腰及四肢关节，具有润滑关节、松解粘连、整复错位等作用。

⑲ 颈部按摩法 简简单单摆脱颈痛

颈部按摩，在颈椎病的治疗中占有重要地位。它不仅能有效解除肌内痉挛，改善血液循环，消除肌肉肿胀，而且能纠正颈椎间的不平衡，矫正骨关节错位，缓解关节间滑脱，扩大椎间孔和椎间隙，除去压迫，恢复颈椎的正常生理曲度和旋转功能。

正如我们前面提到的，颈椎病经常光顾中老年人、经常操作电脑的上班族和久坐的司机、埋头苦读的学生，这些人的颈部都非常容易受伤。因此，经常性的颈部按摩不仅可以预防颈椎病，还可有效治疗颈椎病。颈部按摩可以自己操作，也可以请家人来帮忙。患者可根据自身的具体情况而采取不同的按摩方法。

● 自我按摩

自我按摩的要领是揉、按。患者可坐可卧，但在取卧位时，肌肉最放松，容易事半功倍，取得良好效果。取坐位按摩则在工作和休息场所均可运用。每次按摩时间最好在 10 分钟左右。

● 他人按摩

对于神经根型颈椎病和椎动脉型颈椎病患者来说，要取得良好的治疗效果，最好请他人按摩，每次按摩以 25 分钟为宜。具体可分为以下几种手法：

1. 牵引法

帮助者双手掌心托患者下颌部，轻轻向上牵引头颈部 2～3 次，每次 10～15 秒钟。

2. 屈伸法

帮助者左手扶住患者头颈部，右手轻托其颈部，使颈部缓缓后伸，然后用右手拇指和四指轻捏颈部两侧，使患者做颈部前屈活动。这样反复屈伸若干次即可。

3. 推按法

帮助者左手扶住患者头部，右手用食指、中指、无名指在颈夹肌、头夹肌上缓缓按压，并使之凹陷，柔和地向前来回推按，从颈椎旁上下、内外、反复推按数次即可。

4. 拿捏法

帮助者左手扶住患者的前额，右手用拇指与四指呈钳子形状按于颈部两侧，自风池穴起至肩井穴，往返拿捏数次。

颈部按摩法示意图

颈部按摩法不仅能有效解除肌肉痉挛，改善血液循环，消除肌肉肿胀，而且能纠正颈椎间的不平衡，矫正骨关节错位，缓解关节间滑脱，扩大椎间孔和椎间隙，除去压迫，恢复颈椎正常生理曲度和旋转功能。

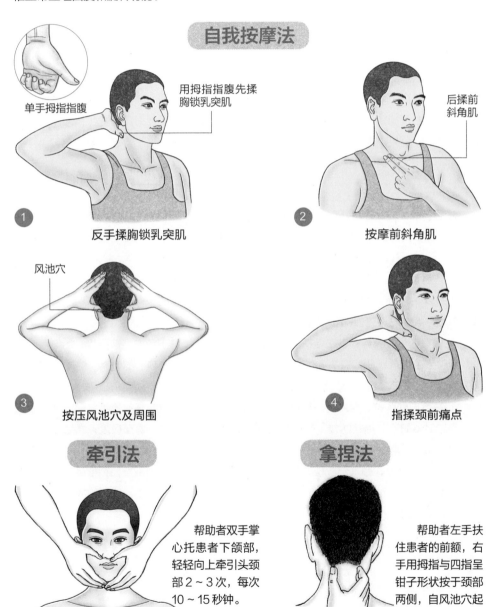

自我按摩法

单手拇指指腹

用拇指指腹先揉胸锁乳突肌

① 反手揉胸锁乳突肌

后揉前斜角肌

② 按摩前斜角肌

风池穴

③ 按压风池穴及周围

④ 指揉颈前痛点

牵引法

帮助者双手掌心托患者下颌部，轻轻向上牵引头颈部2~3次，每次10~15秒钟。

拿捏法

帮助者左手扶住患者的前额，右手用拇指与四指呈钳子形状按于颈部两侧，自风池穴起至肩井穴，往返拿捏数次。

⑳ 颈部旋扳法 转一转就不痛了

对颈椎病的运动治疗包括主动活动和被动活动治疗法。主动活动就是经常活动颈部，而被动活动就是借助别人的力量，来完成相应的治疗过程。这里所说的颈部旋扳法就属于被动运动法。适用于颈椎病病情严重、颈项部时常酸痛的人。

颈部旋扳法的操作方法是用双手向同一方向或相反方向用力，使关节做伸展、屈曲或旋转。需要注意的是患者坐的位置要低，这样便于帮助者操作。帮助者要站在患者背后，等患者全身放松后，帮助者两手徐徐用力，把患者颈椎部向头顶方向尽量上提，或者使其头部向左侧或右侧旋转，直至旋转到接近极限时，帮助者再用适当力量使其头颈部向反向扳动，这时候会听见小关节细微的"喀喀"声。假如患者这时感到不舒服，帮助者可以再向另一侧旋转。倘若这种方法让患者感觉不适，则应立即停止。

● 操作方法

1. 患者取坐位，帮助者立于患者的侧前方，左手托住患者头部，并使其靠近自己胸部。右手按住患者对侧肩膀，然后，两手同时用力，缓缓将患者颈椎侧屈至极限位置，再恢复到正常，这样反复操作 4 ～ 5 次。

2. 患者取坐位，帮助者站在患者的侧后方，左手扶住患者头部的一侧，右手按住患者另一侧的肩膀，两手同时用力，使颈椎缓缓向健康的一侧运动，弯到患者感到不适时，再做大幅度的、突发性的扳动，如此反复 2 ～ 3 次。

3. 患者取坐位，帮助者左手扶住其头部，右手托住患者下颌做抱球姿势，缓缓摇动颈椎。等患者肌肉放松后，突然做颈椎伸位斜扳法，可听到"咔咔"的响声。这样做可以滑利关节，纠正关节错位，增加颈椎的活动范围，从而缓解和消除颈椎病症。

4. 患者取仰卧位，帮助者站在其身后，两臂"十"字交叉，托起患者头部，两手分别抓住患者对侧肩部，抬起两臂，使患者的颈椎做缓缓前屈运动，直至极限，然后放下，再次前屈，如此反复 4 ～ 5 次。

5. 患者取坐位，颈项部放松，帮助者站在其后侧方，左手拇指按住颈椎疼痛处，右手托住其下颌，并向患侧缓缓旋转，到极限时，再做一个有控制力的、快速的扳动，这样每次反复 5 次即可。

颈部旋扳法示意图

　　颈部旋扳法是使用双手向同一方向或者相反方向用力，使关节做伸展、屈曲或旋转的手法，适宜于颈椎病病情较严重者。

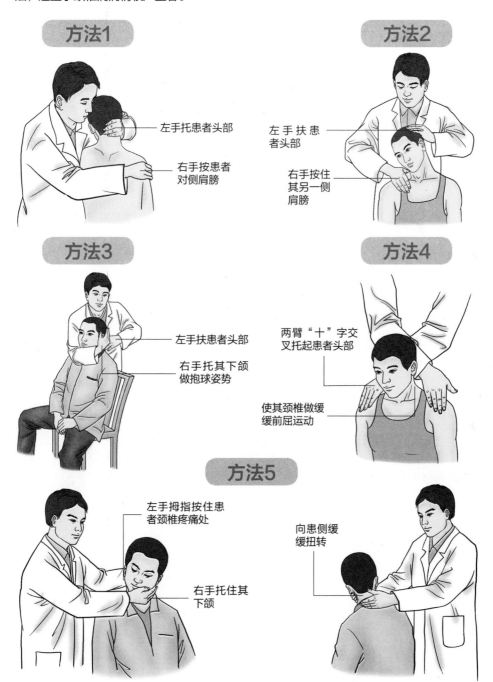

方法1
左手托患者头部
右手按患者对侧肩膀

方法2
左手扶患者头部
右手按住其另一侧肩膀

方法3
左手扶患者头部
右手托其下颌做抱球姿势

方法4
两臂"十"字交叉托起患者头部
使其颈椎做缓缓前屈运动

方法5
左手拇指按住患者颈椎疼痛处
右手托住其下颌
向患侧缓缓扭转

㉑ 足部按摩法 从脚开始治颈椎病

人的脚是人体状况的"晴雨表",能够很准确地反映人体的健康状况。人的五脏六腑都能在脚上找到相对应的区域。而足部按摩能刺激这些区域,促进气血运行、调节内脏功能、舒通全身经络,从而祛病强身。足部按摩还能有效地治疗颈椎疾病。

中医上来讲,足部是一个复杂而精密的部分,它连接着人体脏腑的 12 条经脉,其中有6 条是直接始于足部的。双脚总共分布着 60 多个穴位与身体内外的环境相通。比如,第 1趾是肝、脾的通路,平时多活动第 1 趾,能舒肝健脾,增进食欲,可以辅助治疗肝脾肿大;第 4 趾则属于胆经,经常按摩能防止便秘、肋骨痛;小趾归属于膀胱经等。

足部按摩适合在足浴后进行,足部按摩主要是依靠手法的力度大小和力的方向不同而实施治疗。通过按摩,刺激足部的经络和穴位,治疗各种疾病。尤其对神经衰弱、顽固性膝踝关节麻木痉挛、肾虚腰酸腿软、失眠、气管炎、慢性支气管炎、周期性偏头痛、痛经及肾功能不全等有一定的疗效或辅助治疗作用。

● 按摩方法

按摩的手法要正确,否则达不到祛病健身的目的。

1. 每晚用热水洗过脚后,坐下,将一条腿屈膝抬起,架在另一条腿上面,膝心歪向内侧。

2. 用右手按摩左脚脚心,用左手按摩右脚,交替进行按摩,直到局部出现发红发热为止。

3. 动作要缓和、连贯,用力轻重要合适。刚开始时,要放慢速度,按摩时间也不宜过长,等适应后再逐渐加快按摩速度,延长按摩时间。

● 注意事项

1. 饭前半小时或者饭后 1 小时内不要实施按摩。

2. 按摩时,要避开骨骼突起处或外伤处,否则会伤到骨膜。

3. 老年人骨骼变脆,关节比较僵硬,按摩力量要适度,太用力容易使足部受伤。

4. 按摩后,应喝 300 毫升温开水,促进血液循环,能提高按摩效果。

针对颈椎病的足部按摩法

在人体足部，可以找到对应颈椎的穴位，所以做好足部按摩，可以缓解颈椎疼痛，甚至使其痊愈。

按摩手法

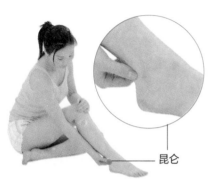

昆仑

点揉昆仑、申脉、太冲、解溪穴，各2～3分钟。

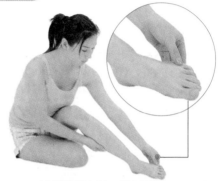

捻揉摇拔各趾，特别是第1趾、小趾跖趾关节。

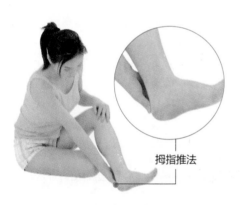

拇指推法

用拇指指端点法、食指指间关节点法、拇指关节刮法、按法、食指关节刮法、双指关节刮法、拳刮法、拇指推法、擦法、拍法等手法作用于相应反射区，各操作3～5分钟，以局部酸痛为佳。

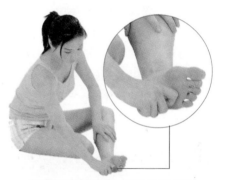

按摩手法宜深透，足部有症状的一侧可反复操作。

● 足浴治疗颈椎病

配方： 当归30克，红花、刘寄奴、路路通各20克，桑枝、白芥子各15克。

用法： 将上药加清水适量，煎煮30分钟去渣取汁，与2000毫升清水一起倒入盆中先熏蒸，等到温度适宜时泡洗双脚。每天2次，每次熏泡40分钟，病愈即止。

㉒ 热敷法 让温暖赶走颈痛

热水能使肌肉松弛，血管扩张，从而促进血液循环，有利于颈椎的康复。热敷疗法适用于初患颈椎病者，也可作为辅助疗法，用于颈椎病病情严重者。这种热敷疗法，根据操作方法的不同，又可分为干热敷和湿热敷。

● 干热敷法

干热敷法常常要用热水袋。做法是，在准备好的热水袋内灌入 1/2 ～ 2/3 的热水，水袋斜放以便将袋内气体排出，然后拧紧螺旋盖，用布擦干热水袋表面的水分，再倒提起来抖动，确定无漏水后，用布或毛巾包裹好热水袋，放在颈椎疼痛处。热敷时间每次一般在 20 ～ 30 分钟，每天敷 3 ～ 4 次。

注意：使用时水温不宜过高，袋中水温保持在 50 ～ 60℃较为合适，并仔细检查是否漏水。如果发现患处潮红时应停止使用。做热敷时可根据需要及时换热水，以保持一定的温度。

● 湿热敷法

湿热敷法是将干净的毛巾放在热水中浸湿后，拧干，敷在患处，然后用干毛巾或棉垫盖上，以保持热度。毛巾的温度以人体的耐受度为限。该法也可采用在热湿毛巾上放热水袋的方法，以保持需要的热度，可以 2 条毛巾交替使用。一般需要每 5 分钟更换 1 次毛巾，热敷每次持续 15 ～ 20 分钟，每天 3 ～ 4 次。

注意：用这两种热敷方法热敷后，应立即将患处擦干盖好，避免患处因着凉失去预期效果。

水热敷疗法的具体操作

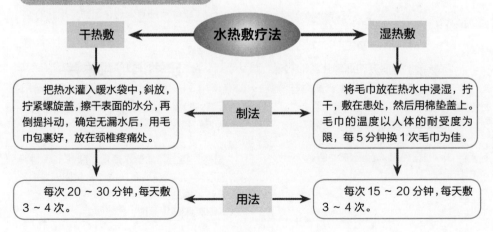

(23) 家庭热敷法 姜、醋、盐帮忙治颈痛

热敷疗法，种类多样，除了中药热敷法和水热敷法外，还有其他几种常见的方法，包括姜热敷法、炒盐热敷法、谷糠热敷法、醋热敷法等多种，这些都是中医在热敷治疗过程中经常采用的几种方法。

◎ 姜热敷法

姜汁具有消肿止痛的作用，所以用炒姜热敷患处，每天热敷 2 ~ 3 次，可以有效缓解疼痛，有利于颈椎病的康复。

1. 取鲜姜约 500 克，洗净后捣烂，把姜汁挤出。

2. 在剩余的姜渣内掺入适量的药物，在铁锅内炒热。

3. 把姜渣趁热取出，用干净毛巾包裹起来。

4. 待温度适宜后，即刻敷于患处及其附近。姜渣变凉后，再重新倒入锅内，加些姜汁，炒热后再敷。

◎ 炒盐热敷法

盐具有消炎杀菌的作用，用炒盐热敷颈部疼痛处，效果也很明显。

1. 先准备 1 个长宽分别为 40、20 厘米的布袋。

2. 取约 500 克或更多大粒食用盐，放入干净的锅里用温火炒约 10 分钟，炒之前一定要把锅里的油除去，在盐里最好再加些花椒、艾叶或新姜，效果会更好。

3. 待盐粒发黄、变热后，再把热盐装进布袋，用绳子把口袋系牢。

4. 患者平躺在沙发上，开始盐温度很高时，炒盐不能直接接触颈椎疼痛处，可以隔着衣服热敷，以免烫伤。当炒盐的温度适宜人体直接接触时，可把衣服取下，直接敷于患处或来回熨烫疼痛部位。

5. 每晚治疗 1 次，每次约 30 分钟。

◎ 醋热敷法

醋味酸，有很好的活血化淤的功效，通过热敷，这种作用能很好地缓解颈部淤血疼痛。

1. 取食用醋约 500 克，加热至 50℃，如果再加入一些红花、透骨草、威灵仙等具有祛风活血作用的中草药，效果会更好。

2. 将毛巾折叠成方形，在热醋中浸透，拧干后敷于患处。

3. 每天热敷 1 次，每次约 20 分钟。

㉔ 运动疗法一 多动能治颈椎病

运动疗法，是指利用器械或者徒手，通过某些运动方式使患者全身或局部运动功能、感觉功能恢复的一种训练方法。对颈椎病患者来说，选择适宜的运动项目进行锻炼既是一种治疗方法，又是一种重要的巩固医疗效果的手段。

因为颈椎是整个脊柱活动中范围最大的部位，但在平时生活中极少有机会活动到最大的限度，所以，运动训练在某种程度上效果要比药物治疗效果好，既能治疗，又能巩固疗效。

● 运动选择

适合颈椎病患者进行康复治疗的运动方式可分为五大类。

耐力训练项目：步行、健身跑、骑自行车、游泳等。

力量性锻炼项目：哑铃操、掷实心球、腹肌锻炼、拉拉力器等。

放松性锻炼项目：散步、太极拳、保健按摩、放松体操等，多适宜于老年人或者慢性颈椎病患者。

一般健身性锻炼项目：新八段锦、广播操、易筋经、颈部康复体操等。

医疗体操：针对重症患者，包括降压舒心操、练功十八法等。

● 注意事项

1. 在运动强度上，运动的强度宜小不宜猛，动作的速度也要缓慢，不能操之过急。

2. 清晨起来，如果时间充足，也可以做 1 次运动。但最好不要在晚上休息之前做，以免影响休息。

3. 每天至少做 1 次，有条件的话，最好在看书写字或者操作电脑时，每隔 1 小时做 1次。

4. 在运动的幅度上，在做预防颈椎病的运动时，动作幅度不宜太大，尤其是头、颈部切不可做剧烈的转晃。用力要缓和，动作速度要慢，而且要注意循序渐进，持之以恒。

运动疗法注意事项和分类

对颈椎病患者而言，运动锻炼是为了治疗疾病或者巩固医疗效果，与健康人的健身锻炼不同，所以患者在运动时，要注意一些事项，并选择适合自己的运动项目，这样才能达到预期的效果。

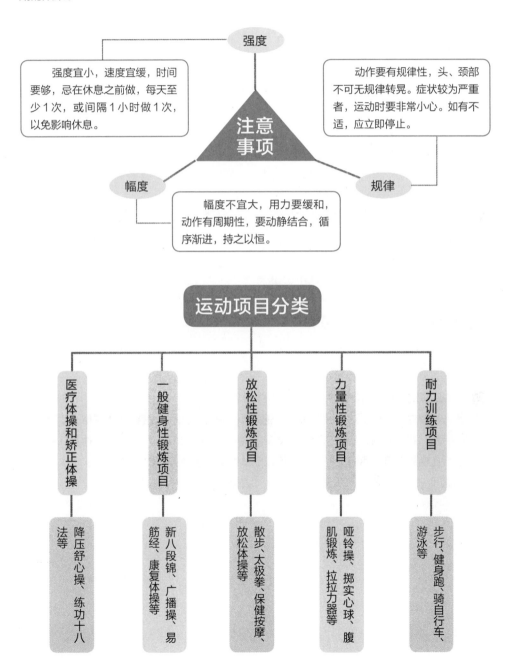

强度
强度宜小，速度宜缓，时间要够，忌在休息之前做，每天至少1次，或间隔1小时做1次，以免影响休息。

注意事项

动作要有规律性，头、颈部不可无规律转晃。症状较为严重者，运动时要非常小心。如有不适，应立即停止。

规律

幅度
幅度不宜大，用力要缓和，动作有周期性，要动静结合，循序渐进，持之以恒。

运动项目分类

医疗体操和矫正体操	一般健身性锻炼项目	放松性锻炼项目	力量性锻炼项目	耐力训练项目
降压舒心操、练功十八法等	新八段锦、广播操、易筋经、康复体操等	散步、太极拳、保健按摩、放松体操等	哑铃操、掷实心球、腹肌锻炼、拉拉力器等	步行、健身跑、骑自行车、游泳等

25 运动疗法二 不妨练练太极拳

太极拳是一种非常好的锻炼方法，不仅动作柔和舒展，而且有很好的保健强身作用，无病可以健身，患病可以治疗。打太极拳可以使脊柱的柔韧性增强，颈部关节更加灵活，因此能够有效地防治颈椎病。

● 保健功效

太极拳具有行云流水般的节奏，可以帮助锻炼的人调养身心，因而对很多疾病有防治和康复的双重作用。比如，颈椎病、心绞痛、冠心病、神经衰弱、各种类型的自主神经功能紊乱、胃肠神经官能症、老年性便秘、消化性溃疡、慢性支气管炎等，效果显著，尤其针对颈椎病，效果尤其明显。

传统医学认为，练习太极拳可以起到补益肾精、强壮筋骨、抵御疾病的作用。经常坚持这项运动，能防止早衰，延缓衰老，使人延年益寿。

练习太极拳不但能活动全身肌肉群和关节，而且需要均匀地深呼吸运动与之配合，所以需要练习者在精神上要专心致志、不能心有旁骛，才能很好地调节中枢神经系统，为其他系统与器官的功能改善打下良好的基础。

此外，太极拳中很多动作对气息的要求是"气沉丹田"，这种呼吸方法能促进血液回流，增加心肌营养，是对身体的一种良性刺激。这种刺激能增强心肌的功能，从而增强心脏的收缩力，有利于血液循环。

● 太极拳的特点

打太极拳，要求举动轻灵，运作柔缓，呼吸要自然均匀，着意于意而不着意于力。练习者要静中有动，动中有静，动静结合。静是养脑力所需，动是活气血所需。锻炼的同时，可以使练习者内外兼修。这就要求练习者的意识、呼吸、动作三者密切协调结合，从而达到调整阴阳，疏通经络，使气血通畅的效果，使生命力更加旺盛，具有增强体质、祛病延年、防治疾病的作用。通俗来说，就是可以使体弱者体质变强，使患病者康复。

对颈椎病患者而言，打太极拳可以使脊柱的柔韧性增强，颈部关节更加灵活，从而有效防治颈椎病。

太极拳能治疗多种疾病

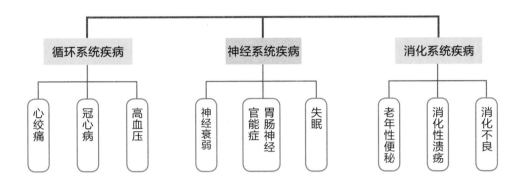

循环系统疾病
- 心绞痛
- 冠心病
- 高血压

神经系统疾病
- 神经衰弱
- 胃肠神经官能症
- 失眠

消化系统疾病
- 老年性便秘
- 消化性溃疡
- 消化不良

太极拳动作的10个基本要求

练太极拳对人体各部位姿势都有要求，要保持正腰、收颌、直背、垂肩的姿势。

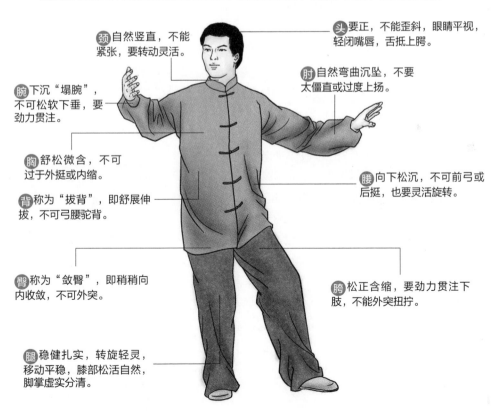

颈 自然竖直，不能紧张，要转动灵活。

头 要正，不能歪斜，眼睛平视，轻闭嘴唇，舌抵上腭。

腕 下沉"塌腕"，不可松软下垂，要劲力贯注。

肘 自然弯曲沉坠，不要太僵直或过度上扬。

胸 舒松微含，不可过于外挺或内缩。

腰 向下松沉，不可前弓或后挺，也要灵活旋转。

背 称为"拔背"，即舒展伸拔，不可弓腰驼背。

臀 称为"敛臀"，即稍稍向内收敛，不可外突。

胯 松正含缩，要劲力贯注下肢，不能外突扭拧。

腿 稳健扎实，转旋轻灵，移动平稳，膝部松活自然，脚掌虚实分清。

（26）运动疗法三 做做颈部康复操

如果我们刚刚感到颈部疼痛，还没有发展到严重的颈椎病变的时候，可以在家中，用最简单的活动操法来给自己治疗。颈部康复操的动作简单，易于操作，可以改善患者的血液循环，缓和痉挛的肌肉及软组织，对颈椎病有良好的防治作用。

颈部康复操可以有效纠正颈椎小关节的错位，改善和恢复颈椎的生理平衡功能。但做操时，动作宜缓和，不可用力过猛，以免扭伤韧带。做操者可灵活安排运动时间，见缝插针，每天做的次数和运动量因人而异。但要想收到良好的效果，需要持之以恒。

左顾右盼操：头向左右缓缓转动，幅度宜大不宜小，以操作者自己感觉酸胀为度。每次做 30 次左右。

前俯后仰操：头先向前再向后伸拉，直到颈项不能再拉伸为止。每次做 30 次。

双手擦颈操：两手"十"字交叉贴于后颈部，来回摩擦 100 次。

旋肩操：双手放在两侧肩上，掌心朝下，两臂先由后向前旋转 20 ~ 30 次，再由前向后旋转 20 ~ 30 次。

双手上举操：双手上举过头，掌心朝天，每次坚持 5 秒钟以上。

摇头晃脑操：头分别按向左、前、右、后的顺序旋转 5 次，再向反方向旋转 5 次。

头手相抗操：双手交叉置于后颈部，双手用力顶头颈，同时头颈向后用力，每次互相抵抗 5 次。

举头望月操：头部用力左旋，并以最大限度后仰，眼望左上方坚持 5 秒钟。复原后，再用力右旋，坚持看右上方 5 秒钟。

颈项相争操：两手贴在大腿两侧裤缝处，两腿位置不动。头旋向左侧时，上身往右侧转。头旋向右侧时，上身往左侧转。如此重复 10 次左右。

看天贴地操：抬头看天时头部后仰到极限，看地时下颌尽力贴近胸部，这样重复 10 次。

左侧右屈操：头部先向左后到右缓缓侧屈，耳朵尽力靠近肩膀，而肩膀保持不动，左右重复最少 10 次。

头部画圈操：头部分别向左、右方向做画圈运动，每一个方向所画的圆圈都要达到极限，尽量把颈部肌肉拉直，重复 10 次。

回头望月操：做操者取站位，两腿微屈，左手上举，左手掌置于头后，右手背放置于腰背后，左右旋转头部，眼睛随旋转方向，朝后上方做望月状。

托天按地操：右肘屈曲，掌心朝上，伸直手肘，手掌向上托起。同时左边手肘微屈，左手用力下按，头向后仰做向上看天状，交替重复 6 ~ 8 次。

前伸探海操：操作者取站位，双手叉腰，头颈前伸并向右下方转动，同时双目向前下方视。如此左右交替，重复 6 ~ 8 次。

图解肩颈脊柱消百病一学就会

伸颈顶球操：做操者取站位，双手叉腰，头项部尽力向上伸，做顶球状，每次持续3～5秒，重复10～15次。

摇头操：做操者取站位，双手叉在腰部，头颈部放松，缓缓做大幅度的环转运动，按顺时针和逆时针交替进行，各8～10次。

放眼观景操：手收回胸前，右手在外，两手劳宫穴相叠，手指虚按膻中穴，眼望前方，坚持5秒钟后收回。

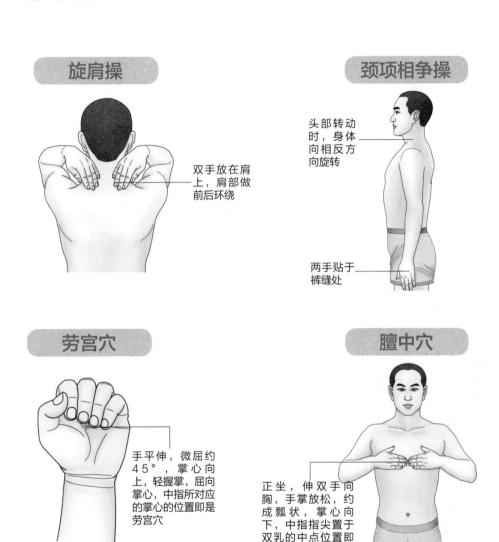

旋肩操

双手放在肩上，肩部做前后环绕

颈项相争操

头部转动时，身体向相反方向旋转

两手贴于裤缝处

劳宫穴

手平伸，微屈约45°，掌心向上，轻握掌，屈向掌心，中指所对应的掌心的位置即是劳宫穴

膻中穴

正坐，伸双手向胸，手掌放松，约成瓢状，掌心向下，中指指尖置于双乳的中点位置即是膻中穴

㉗ 拔罐疗法一 轻松拔去颈椎病

颈椎病是一种以退行性病理改变为基础的疾病，是颈椎骨关节炎、增生性颈椎炎、颈神经根综合征、颈椎间盘突出症的总称。拔罐疗法，对于治疗颈椎病有很好的治疗效果。

拔罐疗法，又称"火罐气""吸筒疗法"等，是一种以杯罐作工具，借助热力排去其中的空气以产生负压，使其吸着于穴位皮肤或者患处，通过吸拔和温热刺激等，造成人体局部发生淤血现象的一种治疗方法。

● 刺络罐法一

所选穴位：大椎穴。

治疗方法：让患者靠在椅子上，以充分暴露背部，在对穴位处皮肤进行消毒后，用梅花针重叩穴位，以轻微出血为度，然后再用闪火法将大号火罐吸拔在大椎穴上，留罐 10 ～ 15 分钟，以被拔罐部位充血发紫，并有少量淤血和黏液（5 ～ 10 毫升）被拔出为度。2 日 1 次，10 次为 1 个疗程。

● 刺络罐法二

所选穴位：大杼穴。

治疗方法：让患者取坐位，先用双手在大杼穴周围向中央部位挤压，以使血液聚集于针刺部位。在对穴位皮肤进行常规消毒后，先捏紧穴位皮肤，然后将三棱针迅速刺入穴位 0.1 ～ 0.2 寸深，出针后用闪火法将罐吸拔在点刺穴位上，以渗血为度，留罐 10 ～ 15 分钟。2 日 1 次，10 次为 1 个疗程，2 个疗程之间间隔 1 周时间。

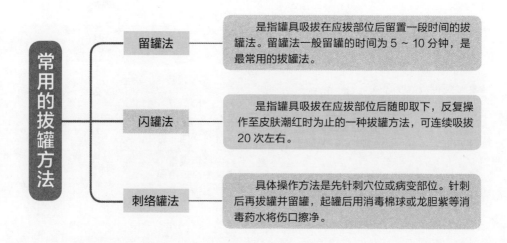

常用的拔罐方法	留罐法	是指罐具吸拔在应拔部位后留置一段时间的拔罐法。留罐法一般留罐的时间为 5 ～ 10 分钟，是最常用的拔罐法。
	闪罐法	是指罐具吸拔在应拔部位后随即取下，反复操作至皮肤潮红时为止的一种拔罐方法，可连续吸拔 20 次左右。
	刺络罐法	具体操作方法是先针刺穴位或病变部位。针刺后再拔罐并留罐，起罐后用消毒棉球或龙胆紫等消毒药水将伤口擦净。

拔罐选穴与操作方法

精确取穴

大椎穴：位于人体背部，第7颈椎与第1胸椎棘突之间。

大杼穴：位于人体背部，当第1胸椎棘突下，旁开1.5寸处。

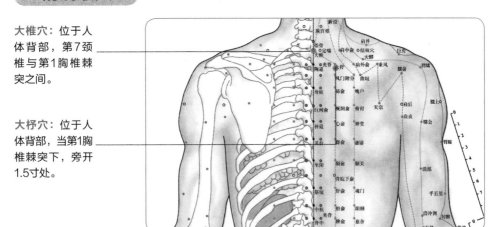

刺络罐法一

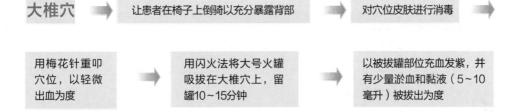

大椎穴 → 让患者在椅子上倒骑以充分暴露背部 → 对穴位皮肤进行消毒 →

用梅花针重叩穴位，以轻微出血为度 → 用闪火法将大号火罐吸拔在大椎穴上，留罐10~15分钟 → 以被拔罐部位充血发紫，并有少量淤血和黏液（5~10毫升）被拔出为度

刺络罐法二

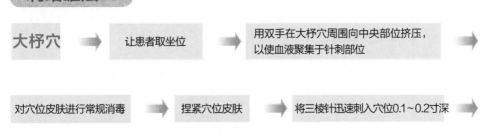

大杼穴 → 让患者取坐位 → 用双手在大杼穴周围向中央部位挤压，以使血液聚集于针刺部位 →

对穴位皮肤进行常规消毒 → 捏紧穴位皮肤 → 将三棱针迅速刺入穴位0.1~0.2寸深 →

出针后用闪火法将罐吸拔在点刺穴位上，以渗血为度，留罐10~15分钟

拔罐疗法二 拔走落枕的颈痛

落枕称"失枕"，是一种常见病，好发于青壮年，以冬春季多见。落枕的常见发病经过是入睡前并无任何症状，晨起后却感到项背部明显酸痛，颈部活动受限。另外，过于频繁的落枕也是颈椎发病的一个特异信号。

● 诊断

落枕表现为晨起突感颈后部、上背部疼痛不适，以一侧为多，或有两侧俱痛者，或一侧重，一侧轻。多数患者可回想到昨夜睡眠位置欠佳，或有受凉等因素。由于疼痛，使颈项活动不利，不能自由旋转，严重者俯仰也有困难，甚至头部强直于异常位置，使头偏向患侧。检查时颈部肌肉有触痛、浅层肌肉有痉挛、僵硬，摸起来有"条索感"。

● 选穴及治疗方法

● 走罐法

所选穴位：患侧颈部。

治疗方法：让患者取坐位，首先在患侧部位涂上祛风油，然后再用闪火法将罐吸拔在疼痛处，随后进行推拉走罐，推拉程度以皮肤潮红为度，最后再将罐留在痛处 10 ~ 15 分钟。每日 1 次。

● 留针罐法

所选穴位：承山穴。

治疗方法：让患者取俯卧位，在对穴位皮肤进行常规消毒后，首先用 2 寸毫针直刺穴位。得气后，以针捻转提插穴位。然后再用闪火法将罐吸拔在穴位上，留针、罐 15 ~ 20 分钟。每日 1 次，1 ~ 2 次即可治愈。

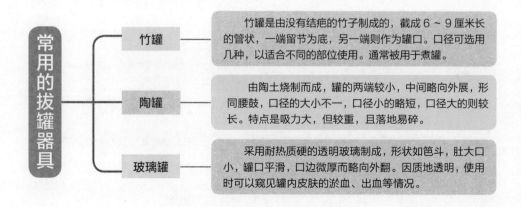

常用的拔罐器具	竹罐	竹罐是由没有结疤的竹子制成的，截成 6 ~ 9 厘米长的管状，一端留节为底，另一端则作为罐口。口径可选用几种，以适合不同的部位使用。通常被用于煮罐。
	陶罐	由陶土烧制而成，罐的两端较小，中间略向外展，形同腰鼓，口径的大小不一，口径小的略短，口径大的则较长。特点是吸力大，但较重，且落地易碎。
	玻璃罐	采用耐热质硬的透明玻璃制成，形状如笆斗，肚大口小，罐口平滑，口边微厚而略向外翻。因质地透明，使用时可以窥见罐内皮肤的淤血、出血等情况。

拔罐选穴与操作方法

精确取穴

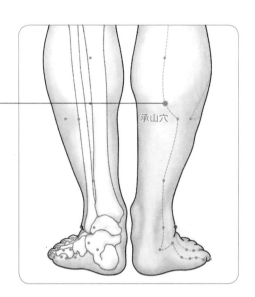

承山穴：位于人体小腿后面正中，当伸直小腿和足跟上提时腓肠肌肌腱下出现的凹陷处。

走罐法

患侧颈部	→	让患者取坐位	→	在患侧部位涂上祛风油	→

用闪火法将罐吸拔在疼痛处	→	进行推拉走罐，推拉程度以皮肤潮红为度	→	将罐留在痛处10~15分钟

留针罐法

承山穴	→	让患者取俯卧位	→	对穴位皮肤进行常规消毒	→

用2寸毫针直刺穴位	→	得气后，以针捻转提插穴位	→	用闪火法将罐吸拔在穴位上，留针、罐15~20分钟

(29) 刮痧疗法一 刮痧也能治颈椎病

颈椎病又称"颈椎综合征"，是一种以退行性病理改变为基础的疾病，是颈椎骨关节炎、增生性颈椎炎、颈神经根综合征、颈椎间盘脱出症的总称。刮痧疗法对颈椎病具有良好的治疗效果。针对颈椎病，刮痧可选取头部的风池穴、肩部的肩井穴和上肢部的外关穴来进行操作。

● 刮拭部位

头部	肩部	上肢部
风池穴	肩井穴	外关穴

刮痧方法

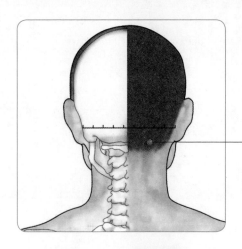

风池穴：后枕骨下，两条大筋外缘陷窝中，相当于耳垂齐平。

刮法	次数	刺激程度
面刮法、平面按揉法	40次	适度

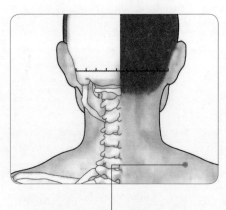

肩井穴：大椎穴与肩峰端连线的中点，即乳头正上方与肩线交接处。

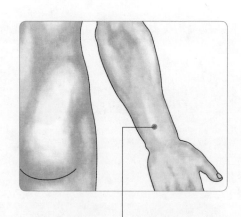

外关穴：在前臂背侧，当阳池穴与肘尖的连线上，腕背横纹上2寸，尺骨与桡骨之间。

(30) 刮痧疗法二 落枕不再颈部僵痛

落枕好发于青壮年，以冬春季多见。落枕的常见发病经过是入睡前并无任何症状，晨起后却感到项背部明显酸痛，颈部活动受限。这说明病起于睡眠之后，与睡枕及睡眠姿势有密切关系。刮痧疗法对落枕具有良好的治疗效果。

● 刮拭部位

头部	肩部	上肢部
风府穴、风池穴	大椎穴、肩井穴、天宗穴	光明穴、悬钟穴

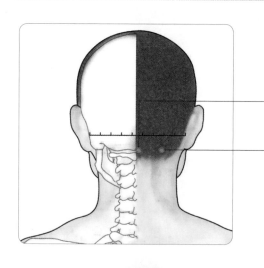

刮痧方法

风府穴： 后发际正中直上1寸，枕外隆凸直下凹陷中。

风池穴： 后枕骨下，两条大筋外缘陷窝中，相当于耳垂齐平。

刮法	次数	刺激程度
面刮法、平面按揉法	30次	轻度

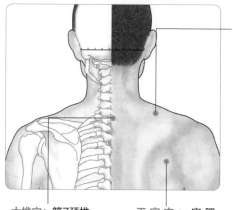

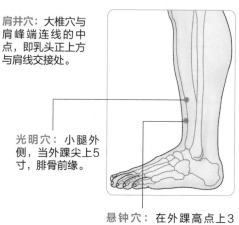

肩井穴： 大椎穴与肩峰端连线的中点，即乳头正上方与肩线交接处。

光明穴： 小腿外侧，当外踝尖上5寸，腓骨前缘。

大椎穴： 第7颈椎棘突下凹陷中。

天宗穴： 肩胛部，当冈下窝中央凹陷处，与第4胸椎相平。

悬钟穴： 在外踝高点上3寸，腓骨前缘。

65

㉛ 中药疗法 活血化淤，外病内治

中药是我国传统医学中医的重要组成部分。中药对于外伤、内科、妇科、儿科等多种疾病具有可谓神奇的疗效。尤其是在活血化淤、祛风止痛等方面，中药有着不可替代的位置。对于颈椎病的治疗，中药也有它独特的功效。

● 搜风通络汤

配方：葛根20～30克，全蝎10克，蜈蚣1条，乌梢蛇、赤艾、川芎、自然铜、空山龙、木瓜各15克，鹿蹄草30克，黑木耳10克，甘草6克。

用法：水煎，每日1剂，分早晚2次，温热服用。10天1个疗程，2～3个疗程见效。

功效：改善颈椎部位的血液循环，缓解肌肉紧张痉挛，治疗椎动脉型颈椎病。

● 黄芪桂枝汤

配方：黄芪、葛根各30克，桂枝、白芷各12克，白芍15克，红枣5枚，生姜3片，甘草6克。

用法：水煎，滤药渣取汁，每日1剂，分次服用。

功效：益气温经，疏经通痹，用于治疗神经根型颈椎病。

● 葛根芍药汤

配方：芍药45克，葛根60克，木瓜15克，菟丝子90克，甘草6克，僵蚕12克，红花、桃仁、桂枝各10克。

用法：水煎，去渣取汁，分早晚2次，温热服用。

功效：治疗颈椎病引起的头晕、肢体麻木等症状。

● 颈愈汤

配方：炙黄芪24克，桂枝、白芍、当归、姜黄、制川乌、制草乌、鹿角胶、乌梅、仙茅各12克，乌梢蛇9克，葛根、仙灵脾各15克。

用法：水煎300毫升，每日1剂，分早晚2次温服。15天为1个疗程。

功效：活血通络，祛风散寒除湿，对神经根型颈椎病有效。

● 宣痹通络汤

配方：羌活、仙灵脾各15克，姜黄、白芥子、当归、毛冬青各10克，黄芪、葛根各15～30克。

用法：水煎，每日1剂，分早晚2次温服，14天1个疗程，连续治疗3个疗程。

功效：活血化淤，祛痰散结，解肌止痛，用于治疗神经根型、椎动脉型和混合型颈椎病。

● 乌藤四物汤

配方：制川乌10克（先煎60分钟），鸡血藤50克，杭白芍50克，生地30克，当归30克，川芎20克。

用法：每日1剂，水煎2次，按早、中、晚3次分服；再将第3次的药渣煎液烫洗颈部，每日1次。

功效：化淤通络，祛风止眩，主治各种类型的颈椎病。

● 活络通痹汤

配方：独活12克，熟地15克，丹参30克，黄芪30克，细辛6克，牛膝10克，地龙10克，乌药10克，土鳖6克，川续断15克，制川乌15克，桑寄生30克，炙甘草10克。

用法：水煎1剂，分2次服用；严重发作时，每日水煎2剂，分4次温服。

功效：化痰浊，通血脉，对椎动脉型颈椎病疗效良好。

● 当归枸杞汤

配方：当归、丹参、制半夏、鹿角胶、黄芪、淫羊藿各15克，枸杞子30克，山茱萸、土鳖、白芍、菊花、生姜各10克。

用法：每天1剂，水煎，温服。

功效：能补肾益精、活血通络，对椎动脉型颈椎病引起的头颈部疼痛，眩晕耳鸣等症状有很好的疗效。

● 活血除眩汤

配方：葛根、丹参各30克，当归15克，红花、天麻各10克。

用法：每天1剂，水煎，分早晚2次温服。

功效：治疗椎动脉型颈椎病，还能活血化淤，改善由颈椎的退行性改变、骨质增生等引起的脑供血不足。

● 骨威方

配方：鹿角片、威灵仙、鸡血藤、生地各30克，骨碎补、补骨脂、姜黄、红花各10克，细辛6克，当归20克。

用法：每日1剂，水煎500毫升，分早晚2次，餐后温服。

功效：能散寒化湿、活血通络，消除颈椎病的颈项强直、手指麻木、剧烈疼痛等症状。

(32) 足浴法 每天泡泡脚，颈椎不再痛

中医治疗疾病经常采用"内病外治"的方法，用足浴疗法治疗颈椎病便是这一治疗思想的体现。足浴疗法是借助水的温热作用、化学作用，通过药物蒸气和药液熏洗，达到疏通腠理、散寒祛风、透达筋骨、理气和血、治疗疾病的目的。

传统医学认为，人的五脏六腑在脚上都有相应的反射区。如果经常用热水洗浴脚部，能有效刺激足部穴位，增强血液循环功能，调理脏腑，从而达到强身健体、祛除病痛的目的。此外，由于足三阴经、足三阳经在足部交接，且各有与之相对应的皮部，而人体肌肤具有吸收药物成分的作用，所以药液通过皮肤及经络的传输作用，可以达到有效防治全身疾病的作用。

● 足浴方法

冷水浴法

水温约 10℃，洗浴时间约 10 分钟。糖尿病患者、血栓闭塞性脉管炎及盆腔炎患者禁止使用本法。

热水浴法

水温一般应保持在 40℃左右，浴盆内水量以能没过脚踝部为宜，全身放松，双脚放热水中浸泡约 5 分钟，然后在温水中用手按摩脚心，两脚交替进行，每只脚按摩约 5 分钟。

冷热交替法

冷水浴法和热水浴法交替使用，这种方法较适用于颈椎病、足部血管运动神经功能紊乱（如多汗）等症状。

● 注意事项

1. 进行足浴的最佳温度是 40 ~ 45℃，随着足部的适应，水温可以逐渐提高。

2. 做足浴的时间在 30 ~ 40 分钟为宜，只有保证一定的温度和时间，才能使药物发挥最大的效力。

3. 饭前和饭后的 30 分钟之内，不适合做足浴。

4. 低血压的人做足浴要谨慎，足浴时，下肢血管扩张，可引起头晕、目眩。疑有脑血管硬化者，冷、热足浴均禁止使用。

5. 按摩后，应及时补充水分，最好饮用温开水，有利于血液循环，还有排毒作用。

㉝ 药枕疗法 在睡眠中治疗颈椎病

对颈椎病患者来说，还可以使用药枕等方法来逐步改善症状。患者在使用药枕时，能使颈部肌肉得到充分的放松，对颈椎病有很好的疗效。

药枕疗法就是在枕头内装入具有芳香开窍、安神镇静、舒筋活血的中药，以起到芳香通窍、疏风醒脑、活血理气的良好治疗作用。制作药枕时，先将各种药物混合均匀，用棉布包裹后，用手稍加拍打，使枕头表面平整并软硬适度。需要注意的是药枕最好选用透气性能良好的棉布或者纱布做枕芯，药物不能潮湿，否则会失效。

● 药枕的使用方法

1. 药枕可以做成长圆柱形或元宝形，一般为 40 厘米长，18 厘米宽，8 ~ 10 厘米高，垫于颈部。

2. 睡觉时先取仰卧姿势，使药枕上边缘与肩相平，保持头颈部轻度后仰位，保持这个姿势 20 ~ 30 分钟。

3. 将药枕向上移至肩与枕骨粗隆之间的位置，使枕头与后项部尽量充分接触，并调整姿势使颈部舒适，保证颈椎处于自然生理前屈位入睡。

治疗颈椎病的药枕推荐

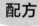 配方

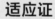 适应证

配方	适应证
用晚蚕砂200克，再加绿豆衣、白芷、川芎、防风各100克。	对神经根型颈椎病，效果最为明显。
通草300克，菊花250克，白芷100克，红花100克，佩兰100克，川芎100克，厚朴100克，石菖蒲80克，桂枝60克，豨莶草100克，苍术60克。	对颈项酸痛、疲乏不适有很好的治疗效果。
在第二种配方的基础上，再加葛根60克，辛夷花花60克。	对颈椎病引起的头晕目眩等症状有效。
在第二种配方的基础上，再加桑枝100克，防风100克，羌活100克，姜黄50克。	适用于由颈椎轻度骨质增生、软组织紧张引起的肢体麻木等症状。

(34) 药粥疗法 煲粥喝出轻松的颈

药粥疗法药是常用的治疗疾病的一种食疗方法。将中药和谷米一同煮为粥食用，用来防治疾病。具体做法是在传统中医理论的指导下，选择适当的中药和米谷搭配，再加入适量的调味配料，同煮而成。

药粥疗法既能滋补强身，又能防治疾病。远在春秋战国时期的医药学书籍中，就有用药粥治疗疾病的记载。药粥可分为单味药粥和复方药粥、植物类药粥和养生保健的药粥，功用各异。

● 食粥注意

1. 选粥时，要根据患者的病情，辨证选择。比如体质虚弱的患者，要根据气虚、血虚、阴虚、阳虚的不同类型，分别采用补气、补血、补阴、补阳的药粥，不可盲目地"虚则补之"。

2. 要注意药粥的季节性。由于中药有寒、热、温、凉之别，所以在使用时，要注意夏季食凉性粥，冬季食温性粥。除此之外，南、北方的饮食习惯不一样，在煮制药粥加用配料时，也要考虑到"南甜北咸、东辣西酸"的差异。

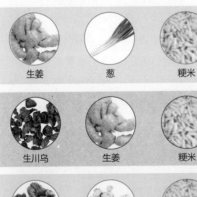

治疗颈椎病的药粥推荐

生姜	葱	粳米	取50克粳米，5片生姜，数根连须葱，适量米醋。把生姜捣烂与米同煮，粥将熟时加入连须葱、醋，食后覆被取汗。对各种类型的颈椎病都适用。
生川乌	生姜	粳米	取12克生川乌，50克粳米。慢火熬熟，放入姜汁1茶匙，蜂蜜3大匙，搅拌均匀，空腹服下。具有散寒通痹的功效。
桃仁	白芍	粳米	取20克杭白芍，15克桃仁，60克粳米。白芍水煎煮，捣烂，加水煎汁去渣，同粳米一起煮熟。治疗气滞血淤型颈椎病。
葛根	赤小豆	粳米	取15克葛根，20克赤小豆，30克粳米。煎煮葛根水，并去渣取汁，把赤小豆、粳米共同煮粥服食。尤其适用于颈项部僵硬者。

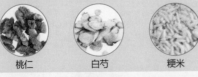

图解肩颈脊柱消百病一学就会

(35) 药茶疗法 幽幽茶香除疼痛

药茶具有茶与药的双重作用，茶叶中含有丰富的维生素C、维生素E、茶碱等成分，能改善微血管壁的渗透功能，可以强心利尿，改善心肾功能，有效增强血管的抵抗能力。此外，茶中的茶酚能减少老年骨质疏松症的发生，可以预防与治疗颈椎病。

● 饮茶注意

茶叶中的营养物质虽然低于一般蔬菜和水果，但适当饮茶对于增加营养，效果还是很明显的。对颈椎病或者颈部不适的患者来说，饮用药茶是很好的辅助治疗手段。但在饮用药茶时，需要注意以下几点：

饮茶不能贪多：饮茶过多，人体摄入水量太多，心脏和肾脏的负担就会加重。另外，饭前和饭后也不宜大量饮用药茶，因为药茶量太大的话，会冲淡胃液，影响胃的消化功能。

药茶不能太浓：浓茶会使人兴奋失眠，这对高血压、频发心绞痛的冠心病、神经衰弱患者等，均会造成不利影响。此外，茶叶泡煮太久会析出过多鞣酸，鞣酸不但会影响食欲，还会使老年人便秘加重。因此，饮用药茶，应坚持"清淡为好，适量为佳"的原则。

睡前不宜饮茶：浓茶中含有大量咖啡因、茶碱等，能兴奋心脏，使心跳加快，甚至失眠。茶叶中的咖啡因，能兴奋中枢神经，加快心率，加重心脏负担。所以，睡前不宜饮用药茶，以免影响睡眠质量。

治疗颈椎病的药茶推荐

木瓜甘草茶

取木瓜15克，南五加皮12克，炙甘草6克。上药加水500毫升，煎煮15分钟后便可饮服，药汁饮尽后，再以沸水冲泡。代茶饮用，每日1剂。可以起到舒筋活络，和胃化湿的作用，尤其适宜因潮湿引起的骨节疼痛、四肢痉挛、颈部不适等。

决明子茶

取决明子10~15克，加入少许红茶，加水煎煮。滤渣取汁代茶饮用。具有祛风散寒利湿的功效。尤其适应于神经根型颈椎病。

枸骨叶茶

取等量的枸骨叶与茶叶，研为粗末，用滤泡袋分装，每袋5克。每日2次，每次1袋，以开水冲泡10分钟，温服即可。可以起到祛风活血、舒筋止痛的作用，尤其适宜风湿痹痛、跌打损伤引起的颈椎病或者颈部不适。

36 药膳疗法 美味与健康共享

颈椎病患者可以把药膳作为饮食养生的重要内容。药膳是用食物和药物相配合，通过烹饪加工的食物。它把药物和食物结合，既把药物作为食物，又将食物作为药用。使膳食既具有营养价值，又可保健强身、防病治病、延年益寿。

● 药膳选择

食物和药物均有性、味、升降浮沉、归经，也称为药性和食性。因药性和食性的不同，作用也有差别。在食用药膳时应根据患者的病症、体质等，并结合所处的地理环境以及季节的不同，正确选药组方或选食配膳。

中年是人生由盛转衰的转折时期，此时脏腑器官功能，特别是肾精逐渐亏虚，甚至衰退。此时的药膳疗法应以调理气血为主。而老年人的脏腑功能已经衰退，气虚血少、肾精亏虚、气虚痰凝，药膳用药宜选补精填髓、补益气血的一类。

治疗颈椎病的药膳推荐

葱 姜 煲 羊 肉

取羊肉100克，大葱30克，生姜15克，红枣5枚，红醋30克。加入适量水，做成汤1碗，每晚食1次。具有益气，散寒，通络的功效，适应于各种类型的颈椎病。

紫 菜 决 明 茶

取紫菜15克，决明子15克，适量的菊花。将三种药共同煎煮，可以经常饮服。尤其适应于有高血压和视力模糊的颈椎病患者。

当 归 鲳 鱼 汤

取当归6克，伸筋草15克，适量的板栗，鲳鱼1条，然后把四者放在一起煮汤，可以饮汤食鱼。对于伴有四肢麻木、足软无力的颈椎病患者，效果最佳。

杜 仲 腰 花

炙杜仲12克，猪腰子250克。猪腰子切成腰花，将炙杜仲加水熬成药液50毫升，和料酒、盐等调料一起拌入腰花。油爆腰花，加花椒、葱、生姜、大蒜等快速翻炒即成。主治颈椎病伴骨质增生、腰腿疼痛、头晕眼花等症。

羌 活 防 风 鱼

羌活10克，防风10克，络石藤12克，西瓜翠衣30克，香菜6克，活鱼1条。羌活、防风、络石藤用纱布包好放入砂锅，加水500毫升，煎煮20分钟取药汁。鱼加葱、生姜、大蒜等隔水蒸熟，放入调料及药汁即可。可活血通络，祛风止痛，主治遇寒疼痛加重的颈椎病。

药膳中常用的活血止痛药物

羌活

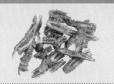

本品辛温，辛散祛风、味苦燥湿，能祛风散寒、胜湿止痛。治疗肩臂疼痛，可通利关节，活血止痛，且主要作用于上身部位，对肩背肢节疼痛疗效明显，多和防风、姜黄、当归等药同用。

杜仲

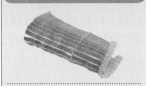

治腰膝痛，益精气，壮筋骨，强意志。可用于慢性关节疾病、骨结核、痛经等疾病。还可除阴部痒湿，小便淋沥不尽。久服轻身延年。还有降低血压的效果，能改善头晕、失眠等症状。

防风

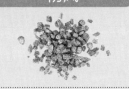

味辛而甘，性温，气味俱薄。能疏肝理气，补中益神，通利五脏关脉，治疗目赤肿痛，五劳七伤，体虚盗汗，还能安神定志，调节气血。祛湿止痛，常配合羌活、防己等治疗风湿痹痛等症。

熟地黄

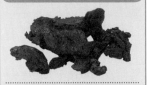

味苦，性寒，填骨髓，长肌肉，生精补血，补益五脏内伤虚损不足，通血脉，利耳目，黑须发，治疗子宫出血、月经不调。补血气，滋肾水，益真阴，祛脐腹急痛。可治病后胫股酸痛，不能久坐。

生姜

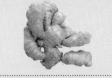

发汗解表，温中止呕，温肺止咳。有温暖、发汗、止呕、解毒等功效，适用于外感风寒、头痛、痰饮、咳嗽以及胃寒引起的呕吐。姜煎水成汤饮之，可促进血行，散寒祛湿。

鸡血藤

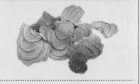

活血，暖腰膝，补中健胃，可祛瘀生新，疏通经脉，治疗瘫痪。用作补血药，治疗贫血引起的神经麻痹症、肢体及腰膝酸痛麻木等。对妇女月经不调、月经闭止等还能起到活血镇痛的作用。

桃仁

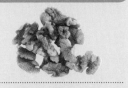

桃仁性平味苦，有破血行淤、滋阴滑肠的作用，可辅助治疗痛经、闭经、跌打损伤及大便干结，体内有淤血者，常食桃仁还可起到散血的作用。可使血压下降，最适合高血压患者食用。

独活

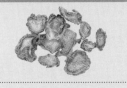

辛散苦燥，气香温通，祛风湿，止痹痛。对风寒湿邪所致之痹证都有效，尤其适合治疗膝膝、腿足关节疼痛等病症。常与当归、白术、牛膝等同用，治风寒湿邪所致的肌肉、腰背、手足疼痛。

红花

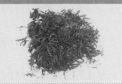

红花有活血通经、散淤止痛的功效，善通利经脉，为血中气药。能预防高血压、高脂血症和心肌梗死，还有镇痛、镇静作用。红花油用来治疗跌打损伤、淤血疼痛。孕妇禁用。

(37) 关于颈部疾病，专家答疑解惑

问 睡什么样的枕头才不会落枕？

答 高度适中的低枕、软枕是健康睡眠的选择，最优选择是元宝枕。专家研究显示，一个握拳到一个半握拳是枕头合适的高度，相当于6～10厘米；枕头长度超过两侧肩部10厘米左右即可。无论是青少年，还是中老年人，都不宜用高枕。

有的人由于担心落枕，从而采取无枕睡眠这样一种极端方式。那么，无枕睡眠对睡眠有益吗？答案是否定的，人在仰卧时因头部过分后仰，颈胸椎连接部过于后伸，会感到不舒服；颈前部软组织也绷得过紧，会压迫气管，影响呼吸，从而导致容易做噩梦、打鼾等。侧卧睡眠时如果不垫枕头，会使对侧颈部肌肉处于过度紧张状态，也极易发生落枕。所以只有在特殊治疗等情况下才能采取无枕睡眠，通常情况下不宜取。

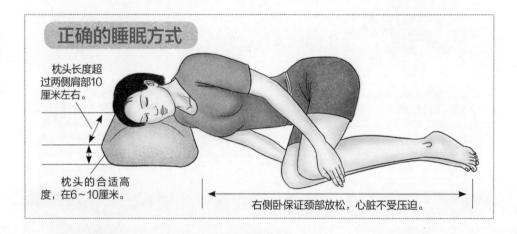

正确的睡眠方式

枕头长度超过两侧肩部10厘米左右。

枕头的合适高度，在6～10厘米。

右侧卧保证颈部放松，心脏不受压迫。

问 如何缓解落枕引起的颈部疼痛？

答 （1）按摩后枕部可缓解症状。首先让患者骑坐在靠背椅子上，双手按扶于靠背。按摩时，先由上至下按压枕后肌肉，可以找到压痛点。在压痛点的左右用小鱼际肌按压5～10分钟，然后以由快到慢的速度使患者的颈部做来回转动，这样4～5分钟后就可有效缓解落枕症状。

（2）使用红花油、甘村山风湿油、云香精等在痛处擦揉，每天2～3次，可以产生一定效果。

（3）外贴伤湿止痛膏、膨香止痛膏于颈部痛处，每天更换1次，贴膏后颈部活动可能

会受到一定限制，但止痛效果比较理想，孕妇忌用。

（4）使用50～60℃的热水袋热敷后枕部，半小时左右就能起效。局部平时可以经常轻柔地按摩半小时，能够起到活血化淤、通经活络的预防作用。

问 颈椎骨质增生就是得了颈椎病吗？

答 颈椎骨质增生并不意味着一定得了颈椎病，颈椎出现骨质增生，大多没有症状，一般是人到了一定年龄后的生理性退行性变化，有了骨质增生，不一定会伴有颈部疼痛和上肢麻木等症状。只有当骨质增生长在椎体后方或椎间孔边缘等特定的部位，导致脊髓或神经根受压，出现相应症状时，才称为颈椎病。也就是说，确诊颈椎病至少应包括三要素，且这三个要素必须同时具备：颈部疼痛和活动困难；出现神经系统或椎动脉症状；X光片上显示在关键部位出现骨质增生，或椎间隙明显变窄。

值得强调和注意的是，即使X光片上见到骨质增生，也并不等于得了颈椎病，没有症状就完全没有必要过分担忧。如果还是担心，可以到医院请医生检查后诊断，不要自定结论，自寻苦恼。

问 颈椎病会使人瘫痪吗？

答 这视患者得了哪一类型的颈椎病，以及患病严重的程度而论。总体来说，可能发生瘫痪的颈椎病在各种颈椎病中比较少见，占总数的10%～15%，如脊髓型颈椎病。但即使有瘫痪征兆，也可以通过手术解除对脊髓的压迫因素，大多数患者可因此而逐渐恢复正常。

问 颈椎病患者如何进行徒手牵引？

答 徒手牵引法就是让颈椎病患者取平卧位，治疗师站立于患者头位，双手置于患者脑后，先轻柔地牵引头颈部，确定最佳牵引位置，然后逐渐有控制地后移身体，牵引患者的头颈部。其特点是治疗师可以有效地控制颈椎的牵引程度，减少机械牵引引起的颞颌关节疼痛等问题。

问 哪些颈椎病患者不适合牵引治疗？

答 （1）有确切诊断的脊髓型颈椎病患者。

（2）年老体弱，身体状况欠佳者。

（3）颈椎有结核或肿瘤病灶者。

（4）患有急性化脓性炎症或咽喉炎者。

（5）严重的心脑血管疾病患者。

问 怎样预防颈部疼痛？

答 （1）自然端坐位：臀部和背部要充分接触椅面，双肩后展，两肩连线与桌缘平行，脊柱正直，两足着地。目光平视或以小于20°看电脑屏幕，双肩放松。

（2）调整桌椅的高度：因人而异，座椅要保证屈髋、屈膝各90°左右，同时双足能轻松平置于地面；座椅与桌面的距离，应达到使自己坐下后身体前面与桌缘间距在一拳左右。桌子的高度应保证坐姿时双臂轻松放置在桌面上。

（3）光线充足：避免因光线过暗无法看清而被迫前屈、低头的姿势。

（4）及时调整、放松颈部肌肉：工作30～45分钟即应注意放松一下颈部肌肉，利用倒水、去卫生间、复印、盖章等一切可以离开座位的机会，更换身体姿势。亦可将上身后伸靠坐在座椅靠背上进行颈部的充分后伸动作，配合颈后部肌肉的自我按摩、揉捏消除局部紧张。

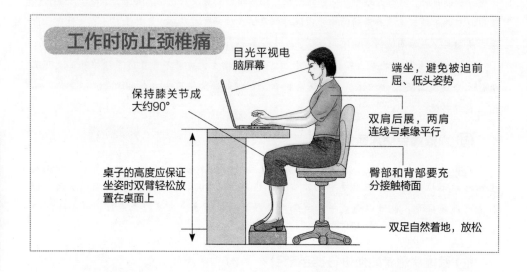

工作时防止颈椎痛

目光平视电脑屏幕

端坐，避免被迫前屈、低头姿势

保持膝关节成大约90°

双肩后展，两肩连线与桌缘平行

桌子的高度应保证坐姿时双臂轻松放置在桌面上

臀部和背部要充分接触椅面

双足自然着地，放松

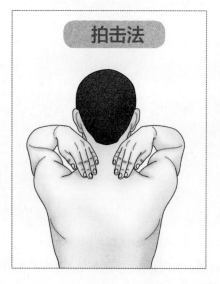

拍击法

问 怎样用"拍击法"治颈痛？

答 在办公室工作一段时间后，如45～60分钟，可抽出3～5分钟，用双手掌部有节奏地拍击颈部后方体表皮肤，可从脑后向肩背部方向拍击，然后再从肩背部体表向颈后方拍击，每次拍击时间3～5分钟，每日3～5次，或每工作45～60分钟拍击1次。此方法可放松颈部肌肉，缓解疼痛，预防颈椎病。

图解肩颈脊柱消百病一学就会

问 怎样用"握捏法"治颈痛？

答 工作 45～60 分钟后，用一只手握捏颈部正中的软组织或肌肉。先从颈后发际处握捏软组织 6～10 秒钟，然后松手；将手下移，再握捏，直到颈背交界部位。然后，用一只手握捏同侧颈部侧方软组织 6～10 秒钟，松开后将该手横移到颈后中部和颈对侧部，并握捏该部位软组织 6～10 秒钟。每日 3～5 次，或每工作 45～60 分钟握捏 1 次。

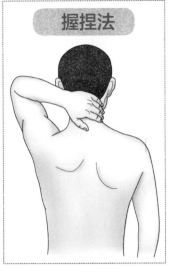

握捏法

问 怎样用"抚摸法"治颈痛？

答 工作一段时间后，用一只手放在颈后方，从上向下（从后发际处向背部）、从左向右（或相反方向）反复抚摸 6～10 遍。抚摸颈部时，手掌适当用力对颈部体表皮肤加力。每日 3～5 次，或每工作 46～60 分钟做 1 次。

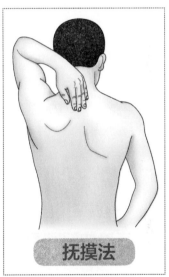

抚摸法

拔伸法

问 怎样用"拔伸法"治颈痛？

答 感到颈肩背部疲劳、酸痛时，可将双手合拢，置于头后枕部，之后将头后仰好像要"枕"在双手上，然后双手缓慢用力向头顶方向持续拔伸，5～10 秒后放松，可重复做 3～4 次，即获得轻松舒适感。

问 怎样用"捶击法"治颈痛?

答 用棉花、海绵、棕麻团等材料做 1 个直径 5～8 厘米的球团,用棉布包裹好。加 1 个手柄制成 1 个锤击球,工作间歇用其锤击颈后部、颈背部和颈肩部的软组织,通过震动、按压等方式缓解颈部疼痛及不适。年龄较大、上肢欠灵活、过度肥胖,并伴有肩背部疼痛者使用效果最佳。

问 怎样用"屈伸法"治颈痛?

答 工作一段时间后,背靠座椅,头部向后仰视屋顶,尽可能使颈部后伸至极限,持续 6～10 秒钟后恢复双眼平视状态。再向前方弯腰低头,双目视膝关节,使颈部屈曲达到极限,持续 6～10 秒钟,恢复原状,重复做 6～10 次。该方法不适用于高龄患者、高血压患者、青光眼患者。

问 司机怎样预防颈部疼痛?

答 (1)在驾驶座椅背上安放 1 个小枕头。

(2)驾驶汽车时身体应放松,特别是颈部放松。

(3)在睡眠充足的情况下上路,缩短每次行车的距离。

(4)调整座椅,可将座椅靠背后放,同时将座椅后移,使双腿能伸直,使头颈部能充分后仰,身体呈半仰卧位,同时双上臂向后伸,持续 6～10 秒钟,反复进行。

(5)做头颈部的屈、伸及向两侧旋转运动,以缓解颈部软组织痉挛而引起的疼痛和不适。

(6)调整车内空调温度,夏季不宜过低,更不宜直接吹颈、肩部。

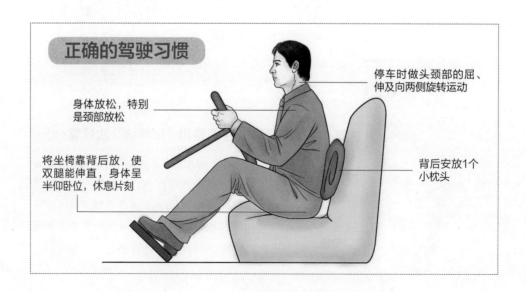

正确的驾驶习惯

停车时做头颈部的屈、伸及向两侧旋转运动

身体放松,特别是颈部放松

将坐椅靠背后放,使双腿能伸直,身体呈半仰卧位,休息片刻

背后安放1个小枕头

图解肩颈脊柱消百病一学就会

问 体力劳动者怎样预防颈部疼痛？

答 体力劳动者出现颈部疼痛的主要原因是颈部运动相对剧烈，颈部疼痛除了有颈部软组织痉挛的功能性疼痛，还可有外伤造成的病理性疼痛。

（1）严防急性头、颈、肩外伤，工作时注意保护头颈部，防止受伤。一旦发生损伤，应积极治疗。

（2）纠正不良姿势，防止慢性损伤。

（3）预防慢性劳损，除业余时间做平衡运动外，还可根据不同的年龄和体质条件，选择一定的运动项目，进行增强肌力和增强体质的锻炼。

（4）注意颈部软组织的平衡，劳动时注意左右方向的交替，注意力量的平衡，注意颈部不要做过度的旋转、倾斜和屈曲动作。

问 颈椎疼痛患者怎样做"祛病延年二十式"？

答 "祛病延年二十式"是中医运动疗法之一，集运动、按摩、体力训练和心理训练为一体，对颈椎病有较好的治疗效果。下面介绍它的基本方法：

山海朝真	站立，双足分开与肩同宽，双手叠放于小腹部，掌心向内，双眼闭上，深呼吸。
幼鸟受食	双臂屈肘，上提到肩关节高度，掌心向下，双手掌做向下按压动作到两臂伸直为止，交替进行 3～5 次。动作要缓慢，屈肘上提时吸气，掌心按压时呼气。
大鹏压嗉	双手掌叠加放在胸部，掌心向内，从左向右按压胸部和腹部，再从右向左按压胸部和腹部，再以脐部为中心，按压下腹部。按压时每回旋 1 周做 1 次呼吸，反复进行。
左右开弓	双手掌心向外放在眼前，双掌同时向身体两侧分开，双臂逐渐下垂，胸部向前方挺出。两臂再逐渐屈曲，双掌放回眼前，重复 3～5 次。动作要缓慢，双臂分开时吸气，还原时呼气。
霸王举鼎	双臂屈肘，手握虚拳放肩前，然后虚拳渐松，手心向上，双臂同时上举，到最高位回放下降，双手逐渐恢复虚拳，还原到肩前，重复做 3～5 次。双臂上举时吸气，下降时呼气。

摘星换斗 ──　左臂上举过头顶，掌心向上放在头顶，同时右手背贴于后腰部；右臂上举横掌，左手背贴于后腰部，交替做 3～5 次。手臂上举时吸气，下垂时呼气。

 哪吒探海 ──　双手叉腰，头颈部向身体左前方探出并旋转，目视左前方约 2 米处地面，维持片刻后复原；头颈部向身体右前方探出并旋转，目视右侧前方约 2 米处地面。交替进行 3～5 次，转动时吸气，还原时呼气。

 犀牛望月 ──　双手叉腰，头颈部尽量转向身体左后方向，抬头目视左后上方，维持片刻后复原；头颈部尽量转向右后方向，抬头目视右后上方。交替进行 3～5 次，转动时吸气，还原时呼气。

 风摆荷叶 ──　双手叉腰，拇指在前，其他手指在后，双手沿腰部、骶部和臀部按摩皮肤，同时腰部交替做顺时针和逆时针旋转。反复做 3～5 次，旋转幅度逐渐加大。

 仙人推碑 ──　左手握拳放在腰部，身体左转，目视左后方向，同时右手立掌，推向正前方，维持片刻后复原；右手握拳抱腰，左手前推。交替做 3～5 次，手掌推出时吸气，回收时呼气。

 掌插华山 ──　身体左转，呈左弓步，左手向前伸，后抱于腰部，右手如刀插物状向左侧伸出，目视右手掌，维持片刻后复原。再向右转身，呈右弓步，右手抱腰，左手向右侧伸出，目视左掌。反复进行 3～5 次。

 白马分鬃 ──　双手交叉，放在腹部，身体前倾，然后转为后倾，同时双手弧形举至头顶并交叉，维持片刻后，双手向两侧分开下垂，恢复为腹前交叉。反复进行 3～5 次，双臂上举时吸气，下垂时呼气。

凤凰展翅 ──　双膝微屈，左手先向左上方抬起，同时双目看左手，右手按左膝，维持片刻后头颈转回原位；右手向右上方抬起，目视右手，左手按右膝。反复进行 3～5 次，头部转动时吸气，转回时呼气。

巧匠拉钻 — 双手抱腰，身体向右转，屈膝下蹲，左膝抵住右小腿，右拳抱腰，左拳出击，维持片刻后收左拳并转身回原位；身体改为向左转，左拳抱腰，右拳出击。交替进行3～5次。

 青龙腾转 — 左手抱拳放在腰间，右手立掌向左推，身体向左转。接着左拳变掌向左伸出，右手由立掌改为拳心向下，双臂右转内收，身体复原起始位；右手抱拳，左手立掌右推，身体右转，右拳变掌向右推出，左手转为掌心向下，再做双臂内收，转体恢复原位。交替进行3～5次。

 罗汉伏虎 — 两手叉腰，左腿横跨一大步后屈膝，右腿伸直，维持片刻后改为右腿屈膝，左腿伸直。重复做3～5次。

 白鹤转膝 — 双膝微屈，身体前倾，双手扶住膝部，双膝按顺时针和逆时针旋转，交替进行3～5次。膝关节旋转1周，呼吸1次。

 行者下坐 — 双手抱腰，双腿尽力下蹲，双臂前平举，片刻后双臂再次抱腰，恢复站立位。反复做3～5次，下蹲时吸气，起立时呼气。

 四面摆莲 — 双手叉腰，左大腿抬起，小腿垂直，再将小腿向前踢出，脚尖伸直，片刻后左腿落地；右大腿抬起，右小腿前踢。完成后再做左右脚交替后踢，足跟部尽量接触臀部。完成后再做左右足交替横踢（如踢毽子状）。反复做3～5次。

仙踪徘徊 — 双手叉腰，左脚向前1步，右脚跟前进并将身体重心放到右脚，之后左脚后退1步，脚尖落地，身体重心移到右脚跟，左脚脚尖抬起，足跟着地。然后左脚脚尖落地，右脚前进1步，左脚再前进1步，脚尖落地；接着左脚后退1步，重心放向左脚，右脚尖抬起。每前进或后退1步呼吸1次，反复做6～8次。

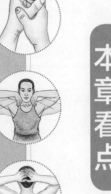

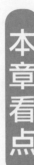

本章看点

- 肩关节的生理构造
  肩关节由肩胛骨与肱骨头组成，周围有肌肉、韧带附着

- 肩病的症状及典型表现
  明显的特征是疼痛，还会伴有发酸、麻木、肿胀等

- 肩周炎的自我诊断
  通过举手抱头和后伸运动时的疼痛来判断

- 肩部也会"积劳成疾"
  包括长期操作电脑，过度健身、打羽毛球等

- 肩部关节怕风寒
  风寒侵入关节就会引起肩部疾病，如我们常见的风湿性关节炎

- 衰老和疾病也伤肩
  包括骨质疏松、骨骼变脆、关节囊老化、肌力衰退等

- 侧卧睡出肩关节痛
  长期固定一侧的侧卧睡眠固然不好，但并不排斥短时间的轮流侧卧

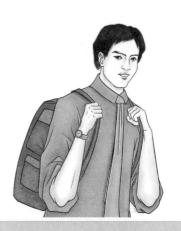

第二篇 肩

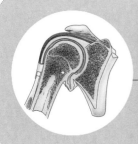

第一章
清楚认识你的肩部

肩关节，由肩胛骨的关节盂与肱骨头组成，是将上肢和躯干连接起来的重要部位。由于其活动的频繁性，使得肩关节疾病也成了生活中的常见病，其中最常见的就是肩周炎。肩部疾病的诱因有很多，既包括过度劳累、外感寒湿等外部影响，也可由衰老和一些生活习惯造成。无论怎样，要治疗肩部疾病，我们要先从了解肩部开始。

(38) 肩关节的生理构造

肩，是人上半身非常重要的一个部位，它在头颈部和躯干之间，连接着躯干和手臂。无论上臂要做什么样的活动都离不开肩部的支配，它对人正常的活动起到非常重要的作用。

● 肩关节的结构

肩关节是由肩胛骨的关节盂与肱骨头组成，故又叫肩肱关节，属球窝关节。关节盂周围有纤维软骨构成的盂缘附着，使关节窝变得更深。关节囊附着于关节盂的周缘，上方将盂上结节包于囊内，下方附着于肱骨的解剖颈。关节囊薄而松弛，下壁的这一特点尤其明显，关节囊的滑膜层被肱二头肌长头腱包裹，形成了位于结节间沟内的肱二头肌长头腱腱鞘。肩关节周围的韧带较少，韧带力量也比较弱，主要是在肩关节的上方，有喙肱韧带连结喙突与肱骨大结节。与关节盂周缘相连的盂肱韧带连结肱骨小结节及解剖颈的下部。

● 肩关节的特点

因为肱骨头较大，呈球形，而关节盂相对浅小，薄而松弛的关节囊仅包绕肱骨头的1/3。再加上肩关节是人体运动范围最大最灵活的关节，肩关节的活动是以胸锁关节为支点，以锁骨为杠杆，可做前屈、后伸、内收、外展、内旋、外旋以及环转等运动。在正常情况下，肩关节的活动范围为：前臂上举180°、内收45°、外展90°、外旋60°、内旋90°、前屈90°、后伸45°，这个范围又可因肩锁、胸锁关节活动而增加。

肩关节周围存在大量肌肉，并且关节上方有肩峰、喙突及在其间起连接作用的喙肩韧带，可以防止肱骨头向上脱位。但由于关节的前下方没有肌肉和韧带的增强，关节囊也最松弛，所以是关节最不稳固的地方。同时，肩部是人体的一个突出点，周围虽然有较多肌肉环绕，却缺少足够的脂肪保护。在寒凉的环境中，肩关节就容易因受冻而引起不适和疾病。肩关节的这些特点就决定了肩部容易发生的疾患，比如肩周炎、肩关节脱位等。

● 肩关节的作用

肩关节是连接躯干和手臂的枢纽，像司令官一样能够支配上臂的动作。它广泛的活动范围，保证了我们上肢的灵活性，为我们的各种复杂活动提供条件。一旦失去了肩关节的支配，我们的手臂就会丧失很大一部分的功能。

肩关节的生理结构

肩关节在人体中的位置

肩关节位于头颈部和躯干之间，连接着躯干和手臂。

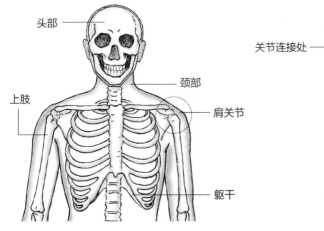

头部

颈部

上肢

肩关节

躯干

肩关节结构

肩关节连接肩胛骨、锁骨、肱骨，属球窝关节。

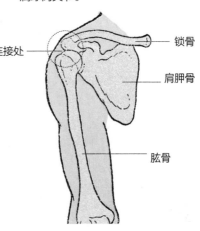

关节连接处

锁骨

肩胛骨

肱骨

肩关节内面及周围韧带

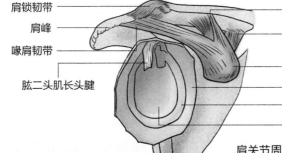

肩锁韧带

肩峰

喙肩韧带

肱二头肌长头腱

斜方韧带 ｝喙锁韧带
锥状韧带

喙突

关节囊

关节唇

关节盂

肩关节周围的韧带较少，韧带力量也比较弱。关节囊薄而松弛，附着于关节盂的周缘，滑膜层被肱二头肌长头腱包裹，形成了肱二头肌长头腱腱鞘。

肩关节剖面

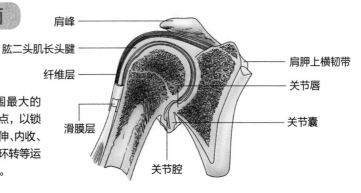

肩峰

肱二头肌长头腱

纤维层

滑膜层

肩胛上横韧带

关节唇

关节囊

关节腔

肩关节是活动范围最大的关节，以胸锁关节为支点，以锁骨为杠杆，可做前屈、后伸、内收、外展、内旋、外旋以及环转等运动。但结构缺乏稳定性。

㊴ 肩病的症状及典型表现

在日常生活中，肩部疾病多发于50岁左右的妇女，是一种很常见的疾病，肩部疼痛是最显著的表现。引起肩部疼痛的疾病包括肩周炎、滑囊肿、骨囊肿等，这些疾病会严重影响肩关节的活动功能。

● 肩部疾病类型

1. 疼痛性疾病。 临床上，引起肩部疼痛的常见疾病有肩周炎，也称冻结肩，其次为肱二头肌长头肌腱炎、冈上肌筋膜炎等，肩关节附近的滑囊炎和关节内盂唇的损伤也可引起肩部长期疼痛。

2. 关节结核或肿瘤。 如果肩部不仅有疼痛，还伴有肿胀、肌肉萎缩等，则要考虑肩关节结核或肿瘤的可能性。还有些良性的疾病，也常表现为肩部的疼痛，如骨纤维结构不良、骨囊肿、滑膜软骨瘤等。

3. 肩袖疾病。 除了肩关节疾病，还可能发生肩袖疾病。肩袖由四块肌肉，即冈上肌、冈下肌、小圆肌和肩胛下肌组成，对肩部的功能和稳定性有着重要的作用。在肩袖中，冈上肌是肩部四周力量集中的交叉点，因此极易受损。尤其是在肩部外展活动频繁时，冈上肌很容易受到挤压摩擦，从而产生损伤，引起冈上肌筋膜炎或肌腱断裂。另外，肩袖的钙化也可以引起肩部疼痛及活动受限。

4. 全身性疾病牵累。 一些全身性疾病和代谢性疾病也可以引起肩部疼痛，如类风湿性关节炎、多发性肌炎、风湿热、痛风、骨质疏松症等。内脏的病变有时也可牵涉性地引起肩部疼痛，如胆囊炎、右膈下脓肿、肝炎、心脏病、肺炎等，此时肩部的相关检查不会发现疾病症状。

● 典型表现

肩部疾病最明显的特征表现就是疼痛，还会伴有发酸、麻木、肿胀等。严重的会引起功能障碍，比如旋转不利、关节活动受限等。肩袖损伤后，患者常常感到肩外侧疼痛剧烈，外展时疼痛加剧，肩部外展明显受限，肱骨大结节处有明显的压痛。

由此可见，引起肩部疼痛的病因是多方面的，如果疼痛经过简单的对症治疗后不见好转且有不断加重的趋势，应当及时到医院诊治。正所谓无病早防，有病早治。

图解肩颈脊柱消百病一学就会

肩关节常见疾病

肩病的常见部位

关节部位			肩袖部位
肩周炎	关节内盂唇损伤	肩关节结核	肩袖钙化
滑囊炎	骨囊肿	肱二头肌长头肌腱炎	冈上肌筋膜炎

其他诱发肩病的疾病

全身性、代谢性疾病 —— 类风湿性关节炎、多发性肌炎、风湿热、痛风、骨质疏松症等。

发生在内脏的病变 —— 胆囊炎、右膈下脓肿、肝炎、心脏病、肺炎等。

肩关节肌肉（正面）

肩关节肌肉（背面）

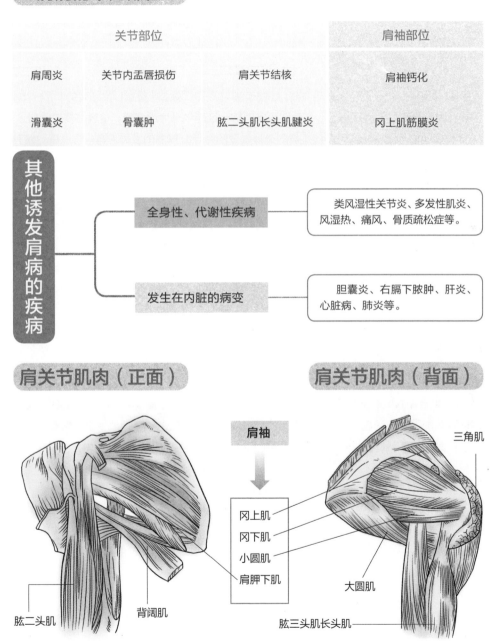

肱二头肌

背阔肌

肩袖
冈上肌
冈下肌
小圆肌
肩胛下肌

三角肌

大圆肌

肱三头肌长头肌

㊵ 肩周炎的自我诊断

肩关节的运动主要由四个关节参与完成，即盂肱关节、肩锁关节、胸锁关节及肩胛胸壁关节。肩周炎主要累及盂肱关节，可持续数周至数年，其发病特点是逐渐出现疼痛和肩关节活动受限。肩周炎有一定的症状特征，由此我们可以进行自我诊断。

● 症状表现

肩周炎很少两次累及同一肩关节，好发年龄与肩关节发生严重退行性病变的年龄一致。因患代谢性疾病、营养不良、心脏病或更年期综合征而致身体虚弱的，更容易罹患此病。

和其他肩部疾病一样，疼痛是肩周炎最主要的特点，疼痛的发展也有一个过程。刚开始发病时，肩部只有轻微的疼痛。之后疼痛遍布整个肩部，包括肩部前后、上下以及内侧。症状较重的人，疼痛感可向下放射到手臂、耳部、颈部、枕部。开始时疼痛呈间断性的，但随着病情的发展，逐渐变为持续性的。受牵拉、受撞击时疼痛会加重。在夜间，疼痛也会加剧，使患者夜不成眠甚至半夜被痛醒。

疼痛还可以引起持续性的肌肉痉挛。疼痛和肌肉痉挛可仅局限在肩关节部位，还可牵连到头后部、手臂、手腕及手指。严重时，还会引起肩部三角肌和手臂肌肉的萎缩。当肩关节的疼痛与活动限制到达某种程度后，疾病便不再继续发展，疼痛可逐渐减轻，关节的活动功能也逐渐恢复。

● 自我诊断

1. 患者年龄一般大于 50 岁。随着年龄的增加，发病率也会提高。

2. 肩关节周围有明显的压痛点，一般无放射痛。

3. 患者做肩关节上举手抱头（如梳头动作）和后伸（双手做背手动作）运动时，患侧肩部疼痛加重。与健康一侧的肩关节相比，患侧肩关节活动的幅度明显变小。做双上肢外展动作时，患侧上肢不能伸到水平。如果勉强将患侧上肢平伸到 90°，身体会出现向健康一侧倾斜的现象。

4. 肩关节可有肌肉萎缩现象，以三角肌萎缩最为明显。

5. 拍摄肩关节 X 光片，一般不会发现明显异常。

肩周炎的分类及自我诊断

肩周炎的分类

- 肩周围滑囊病变 —— 病理变化主要为滑囊的渗出性炎症、粘连、闭塞及钙质沉积；可累及肩峰下滑囊或三角肌下滑囊、喙突表面的滑囊等。

- 盂肱关节腔的病变 —— 肩周炎或继发性粘连性关节挛缩症早期可有腔内的纤维素样渗出，晚期出现关节腔粘连、容量缩小。

- 肌腱、腱鞘的退行性病变 —— 包括肱二头肌长头肌腱炎及腱鞘炎、冈上肌腱炎（疼痛弧综合征）、钙化性肌腱炎、肩袖断裂及部分断裂、撞击综合征等。

- 其他肩周围病变 —— 如喙突炎、肩纤维组织炎、肩胛上神经卡压症、肩锁关节病变等。

肩周炎自我诊断法

①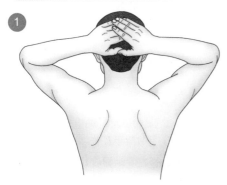

做手抱头的动作，患侧肩举起时会感到困难，并伴有疼痛，动作幅度越大，疼痛越明显。

②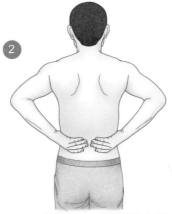

手背向身后，患侧肩部疼痛加重，与健康侧相比，肩关节活动的幅度明显变小。

③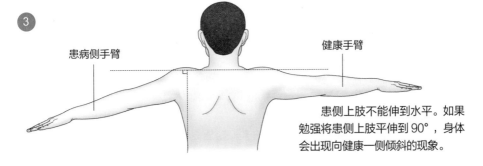

患病侧手臂　　　健康手臂

患侧上肢不能伸到水平。如果勉强将患侧上肢平伸到90°，身体会出现向健康一侧倾斜的现象。

㊶ 肩部也会"积劳成疾"

肩关节损伤，即指肩关节周围的肌群、肌腱和韧带等发生拉伤、扭伤、发炎等。一种是短期内发生的急性损伤，另一种是"积劳成疾"，也就是由长期的慢性疲劳或损伤引起的肩关节疾病。

肩关节错位是最常见的肩关节外伤，多由于局部遭受外力打击、碰撞、挤压等使锁骨外端错位移动，而产生移位。另外，肩关节扭伤，会在上臂活动幅度过大、活动速度过快或用力不当时发生。当用力不当或摔倒，受到猛烈的牵拉时，肩关节附近肌肉会被拉伤和出现断裂。

容易发生在肩关节周围的疾病还有软组织损伤。肩关节附近的肌肉，如胸大肌、背阔肌、肱三头肌等的活动都依赖于肩关节。若准备活动不充分，或运动中动作幅度过大、锻炼过度、用力过猛等都容易引起肩部软组织损伤。

受到损伤后，肩关节周围的肌肉、肌腱、韧带会出现局部的水肿、充血、渗出等，之后会进一步发展成为组织粘连。包括慢性损伤也是这样发生的，只是在长期疲劳的情况下，才会有明显的表面变化，但实际上关节的强度和韧性都受到影响而逐渐下降。

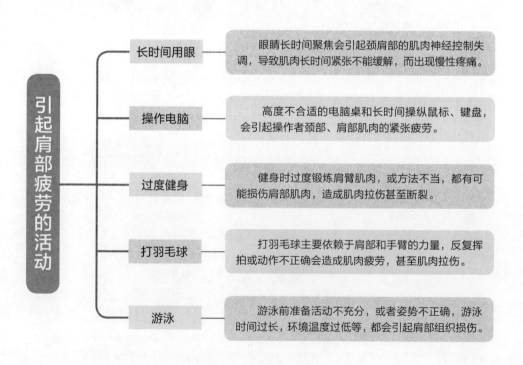

引起肩部疲劳的活动

长时间用眼 — 眼睛长时间聚焦会引起颈肩部的肌肉神经控制失调，导致肌肉长时间紧张不能缓解，而出现慢性疼痛。

操作电脑 — 高度不合适的电脑桌和长时间操纵鼠标、键盘，会引起操作者颈部、肩部肌肉的紧张疲劳。

过度健身 — 健身时过度锻炼肩臂肌肉，或方法不当，都有可能损伤肩部肌肉，造成肌肉拉伤甚至断裂。

打羽毛球 — 打羽毛球主要依赖于肩部和手臂的力量，反复挥拍或动作不正确会造成肌肉疲劳，甚至肌肉拉伤。

游泳 — 游泳前准备活动不充分，或者姿势不正确，游泳时间过长，环境温度过低等，都会引起肩部组织损伤。

㊷ 肩部关节怕风寒

如果风寒潜入关节就会引起肩部疾病，比如我们常见的风湿性关节炎就是由此引起的。其原因可以从中医和西医两个方面分析，但都与我们的生活环境和习惯息息相关。因此生活中应该尽量避免肩部受寒。

《黄帝内经》中有这样的论述："血得温而行，逢寒则凝。"居室阴冷，长开空调制冷，夜晚袒露肩膀睡觉，淋浴受寒等情况下，寒邪就会侵入血脉，血遇寒则滞，就好像水冻成冰块就无法流动一样。血液循环不好，身体正常的新陈代谢就会受到影响。"通则不痛，痛则不通"，血流受阻必然会引起疼痛。

从西医方面来讲，受寒之后，肩部的组织会发生明显的生理变化，即炎症反应，这种由身体自身发生的、无细菌作用的炎症反应称为"无菌性炎症"。初期表现为肩部微血管收缩，然后扩张，再收缩、扩张的反复交替，从而使血液循环变差；之后，组织细胞受到损伤，发生肿大或者坏死；进而，血管通透性变化，会有炎性物质渗出，浸润局部；最后在渗出物的刺激下，附近的肌腱和关节等其他组织发生水肿、出血、粘连。

因此，生活中应该注意肩部的保暖。比如，天冷的时候不穿袒露肩膀的衣服、不洗冷水澡，避免肩背直接吹空调冷风，在湿冷的环境中工作时避免肩部受寒，等等。否则，一旦发生了无菌性炎症，就会引发肩部疼痛和疾病。

肩部组织炎症的发生过程

肩部微血管反复收缩、扩张

↓

血液循环受到影响

↓

细胞受损，发生肿大或坏死

↓

血管通透性变化，炎性物质渗出

↓

浸润局部，刺激周围组织

↓

附近的肌腱和关节等其他组织发生水肿、出血、粘连

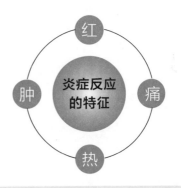

红

肿　炎症反应的特征　痛

热

炎症，是身体对于刺激的一种防御反应，主要表现为"红、肿、热、痛"和相应的功能障碍。肩周炎属于非感染性的无菌性炎症。

43 衰老和疾病也伤肩

　　关节本身变性，必然会引起关节功能的丧失，进而导致各种症状的出现。关节变性可能有两方面的原因，一种是关节本身的疾病，另一种则是自然衰老的结果。

　　人的关节和身体的其他器官一样，在人的生命过程中不断地发生变化，成熟或老化。在婴儿阶段，我们的关节和周围的肌肉都没有发育成熟，很脆弱而且容易受伤。之后在不断地发育和锻炼中，关节逐渐强壮结实起来，周围肌肉的力量也在增强，关节的功能得以完善。但随着我们的衰老，关节也在老化，尤其是进入更年期以后，内分泌及激素的波动会引起骨骼关节的一系列变化。

　　1. 骨质疏松。 人过中年之后骨骼中的钙质开始逐渐流失，尤其是更年期以后更容易发生骨质疏松。

　　2. 关节骨骼变脆。 由于骨质疏松，引起肩关节骨骼变得脆弱不堪，能承受的力量下降。强烈的震动和压力，都容易引起骨折或关节面损伤。

　　3. 关节囊老化。 表现在关节囊的弹性和韧性减小，甚至出现硬化，关节活动范围和灵活性受到影响。

　　4. 肌力衰退。 关节周围的肌肉力量衰弱，甚至出现萎缩，使关节的稳定性变差。

　　5. 修复能力下降。 内分泌和自主神经系统的紊乱及退化会使血液循环减慢，毛细血管收缩，局部血液循环不良，肌肉等组织代谢受影响。局部的修复和刺激的耐受能力下降，受到刺激后就容易发炎、受伤，而引起肩部疾病。

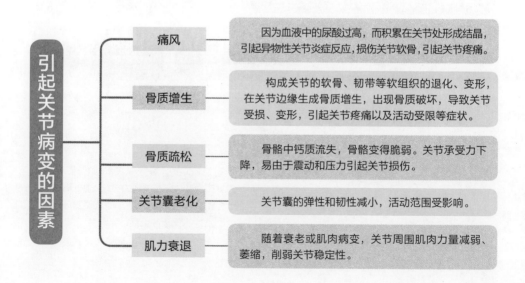

引起关节病变的因素	痛风	因为血液中的尿酸过高，而积累在关节处形成结晶，引起异物性关节炎症反应，损伤关节软骨，引起关节疼痛。
	骨质增生	构成关节的软骨、韧带等软组织的退化、变形，在关节边缘生成骨质增生，出现骨质破坏，导致关节受损、变形，引起关节疼痛以及活动受限等症状。
	骨质疏松	骨骼中钙质流失，骨骼变得脆弱。关节承受力下降，易由于震动和压力引起关节损伤。
	关节囊老化	关节囊的弹性和韧性减小，活动范围受影响。
	肌力衰退	随着衰老或肌肉病变，关节周围肌肉力量减弱、萎缩，削弱关节稳定性。

侧卧睡出肩关节痛

一个人夜晚中大部分时间或整个晚上都侧卧，且固定在一侧，这样的习惯非常有害。不仅会使肩关节受压迫，影响血液循环，给肩部带来各种伤害，久而久之还会引发关节的炎症。如果是已经患有肩关节疾病的人，这样的睡姿会使症状加重。

● 侧卧的危害

1. 会长时间压迫该侧肩关节、三角肌和腋窝，使这部分区域的软组织供血发生障碍。缺血缺氧会导致臂丛神经麻痹，进而引起上臂麻木。

2. 侧卧位时，由于肩关节内旋而造成前关节囊长时间受到卡压，使关节囊发生无菌性炎症，引起肩周炎。

3. 支配三角肌区域的腋神经受压过久会引起三角肌麻痹，有可能造成三角肌萎缩，而最终形成"方肩"。

4. 肥胖和体重过重的人长期侧卧，会造成对肩关节的磨损和挤压，降低关节的活动度和协调性。

5. 肩周炎患者侧卧睡觉，则会进一步加重病情，使起床时肩部疼痛加剧，活动更加不便。

长期固定一侧的侧卧睡眠固然不好，但并不排斥短时间的轮流侧卧。事实上，多数人尽管在酣睡中，还是会自动调整睡姿，过一段时间就会变换一种姿势，采用各种睡姿，包括侧卧、仰卧或俯卧。相对来说，右侧卧和仰卧是比较健康的。

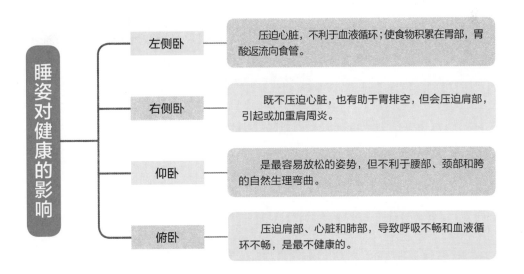

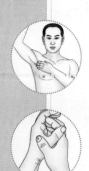

本章看点

● 肩井穴
　回头困难时，按摩疗效好

● 合谷穴
　肩胛神经痛，不用再发愁

● 中府穴
　疏通气滞，治胸胀背痛

● 风池穴
　没有僵硬的烦恼

● 极泉穴
　保证肩臂不发麻

● 肩贞穴
　举不起手臂按肩贞

● 昆仑穴
　消炎止痛，活动自如

● 肩髎穴
　让沉重的肩膀变轻松

　　……

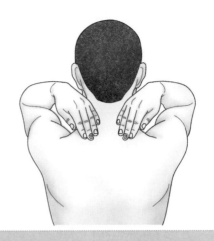

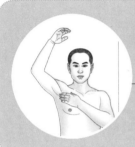

第二章
肩部保健自疗特效穴

　　肩部疾病的发生部位一般是在肌腱、滑囊和肌肉，引起的活动障碍和疼痛会严重地影响生活。中医的穴位按摩能缓解肌肉紧张、消除痉挛、舒筋活血，对肌肉损伤、疼痛有很好的效果。不需要工具和药物，随时随地可以进行，这样每次只用几分钟的时间，就能解决肩部疾病的大问题。

㊺ 肩井穴 回头困难时，按摩疗效好

轻揉慢按肩井穴，能够缓解工作压力、放松肩颈僵硬，疏通经络血脉。肩井穴能治疗"肩背痹痛，臂不举，颈项不得回顾，中风气塞，气逆，反胃，呕吐，虚劳，产后乳汁不下，乳痛，妇人产晕，难产"等疾患。

● 主治功效

（1）治疗肩背痹痛、手臂不举、颈项强痛而转头困难等病疾。

（2）长期按摩这个穴位，对乳痛、中风、难产、乳腺炎、功能性子宫出血、产后子宫出血、神经衰弱、半身不遂、脑贫血、脚气、狐臭等症状，都具有缓解、调理和治疗作用。

● 精确取穴

以中间三指按肩上凹陷中，肩部最高点前上1寸半，中指下凹陷处即是。

● 按摩方法

①正坐，双手抱在一起，掌心向下，放在肩上；②把中间三指放在肩颈交会处，用中指的指腹向下按揉，有酸麻、胀痛的感觉；③左右两穴，每天早晚各按揉1次，每次按揉1～3分钟，也可以两侧穴位同时按揉。

图解肩颈脊柱消百病一学就会

精确取穴按摩

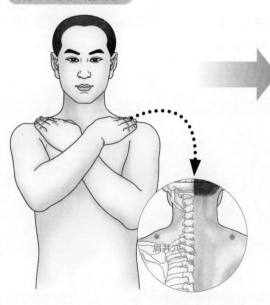

1 取穴技巧

正坐，交抱双手，掌心向下，放在肩上，以中间三指放在肩颈交会处，中指指腹所在位置的穴位即是。

2 配伍治疗

肩井＋足三里＋阳陵泉→脚气、肩部酸痛

程度	指法	时间／分钟
重	中指按法	1～3

46 合谷穴 肩胛神经痛，不用再发愁

也称"虎口"，是古代全身遍诊法"三部九候"部位之一，即中地部，以候胸中之气。拇指与食指的指尖相合时，在两指骨间有一处低陷如山谷的部位，所以称"合谷"。按摩合谷穴，有镇静止痛、散淤祛火的诸多功效。

● 主治功效

（1）长期按压此穴，对反射性头痛、肩胛神经痛、耳鸣、鼻炎、胃火牙痛、视力模糊、失眠、神经衰弱等症都有很好的调理保健功效。

（2）为全身反应的最大刺激点，可以降低血压、镇静神经、调整功能、开关节而利痹疏风，行气血而通经散淤。

（3）能治疗一些妇科疾病，如痛经、闭经等。

● 精确取穴

当拇指和食指张开时，在第 1、第 2 掌骨的中点，稍微偏向食指处。

● 按摩方法

①一只手轻握空拳，拇指和食指弯曲，两指的指尖轻触、立拳；②另一只手掌轻轻握在拳头外，用拇指的指腹垂直按压穴位，有酸痛、胀感；③分别按压左右两手，每次各按 1～3 分钟。

精确取穴按摩

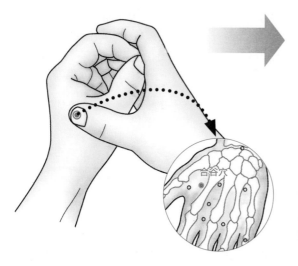

合谷穴

1 取穴技巧

手轻握空拳，拇指与食指指尖轻触、立拳，以另一手掌轻握拳外，以拇指指腹垂直下压即是该穴。

2 配伍治疗

合谷 + 太阳 → 头痛
合谷 + 太冲 → 目赤肿痛

程度	指法	时间 / 分钟
重	拇指压法	1～3

47 中府穴 疏通气滞，治胸胀背痛

按摩中府穴可以使淤积之气疏利升降而通畅，对于通畅内脏抑郁淤积之气，即现在说的"郁卒"最为有效。根据《针灸大成》中记载"治少气不得卧"最有效。气淤积在身体上半部分，时时感到胸闷气短的人，只要按压中府穴，就有立竿见影的效果。

● 主治功效

（1）对于胸肌疼痛、头面及四肢水肿，以及扁桃体炎、心脏病等症也有保健功效。

（2）长期按压此穴，对于支气管炎、肺炎、咳嗽、气喘、胸肺胀满、胸痛、肩背痛等病症，也具有很好的调理保健功效。

● 精确取穴

乳头外侧旁开两横指，往上直推3条肋骨处即是本穴（平第1肋间隙）。

● 按摩方法

①正坐或仰卧；②以右手食指、中指、无名指三指并拢，用指腹按压左胸锁骨下窝上，锁骨外端下，感到有酸痛闷胀之处；③向外以顺时针按揉1～3分钟；④再用左手以同样的方式，逆时针按揉右胸中府穴。

精确取穴按摩

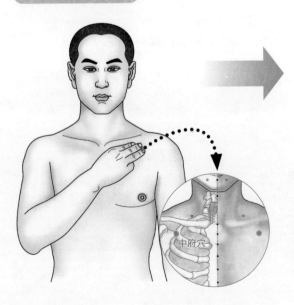

1 取穴技巧

正坐或仰卧，将右手三指（食指、中指、无名指）并拢，放在锁骨下窝上，中指指腹所在的锁骨外端下即是。

2 配伍治疗

中府＋大杼＋膺俞＋缺盆＋背俞→胸热

中府穴

程度	指法	时间/分钟
适度	三指按法	1～3

（48）风池穴 没有僵硬的烦恼

风，指穴内物质为天部的风气；池，屯居水液之器，这里指穴内物质富含水湿。"风池"的意思是指气血在此穴位化为阳热风气，因此也称"热府穴"。中医典籍记载其"主中风偏枯，少阳头痛"。

● 主治功效

（1）能减轻颈部的剧烈疼痛，缓解肩膀僵硬，还能缓解头痛、头晕等症状。

（2）长期按摩这个穴位，对感冒、中风、眼病、鼻炎、耳鸣、耳聋、咽喉炎及腰痛等疾患，具有很好的调理保健功效。

（3）每天坚持按摩这个穴位，对高血压、脑震荡、面肌痉挛也有治疗效果。

● 精确取穴

后颈部，后枕骨下，两条大筋外缘陷窝中，相当于耳垂齐平。

● 按摩方法

①正坐，举臂抬肘，手肘大约与肩同高；②屈肘向头，双手放在耳后，手掌心朝内，手指尖向上，四指轻轻扶住头（耳上）的两侧；③用拇指的指腹从下往上按揉穴位，有酸、胀、痛的感觉，重按时鼻腔还会有酸胀感；④左右两穴位，每天早晚各按揉一次，每次按揉1～3分钟。

精确取穴按摩

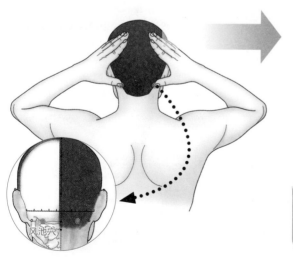

1 取穴技巧

屈肘抬臂，肘约与肩同高，双手掌心向内置于耳后，指尖朝上，四指轻扶两侧耳上。拇指指腹的位置即是。

2 配伍治疗

风池＋合谷＋丝竹空 → 偏头痛

程度	指法	时间／分钟
重	拇指按法	1～3

49 极泉穴 保证肩臂不发麻

极，高、极至的意思；泉，心主血脉，如水之流，故名泉。"极泉"又是指最高处的水源，也就是说它是在心经的最高点上。肩臂疼痛、臂肘麻木、肋间神经痛，以及各种心脏疾病都可以按摩此穴位进行治疗。

● 主治功效

（1）长期按揉此处穴位，不仅能够缓解上肢麻木，还对肩臂疼痛、臂丛神经损伤、臂肘寒冷、肩关节炎、肋间神经痛有很好的疗效。

（2）有效治疗各种心脏疾病，如心肌炎、心绞痛、冠心病、心悸等。

（3）在现代中医临床中，常利用此穴位治疗心绞痛、肋间神经痛、颈淋巴结结核等。

● 精确取穴

位于人体的两腋窝正中，在腋窝下的两条筋脉之间，腋动脉的搏动之处。

● 按摩方法

①正坐，手平伸，举掌向上，屈肘，掌心向着自己的头部；②用一只手的中指指尖按压另一侧腋窝正中的凹陷处，有特别酸痛的感觉；③用同样的方法按压另一侧的穴位；④先左后右，每次早晚各按压1次，每次按压1～3分钟。

精确取穴按摩

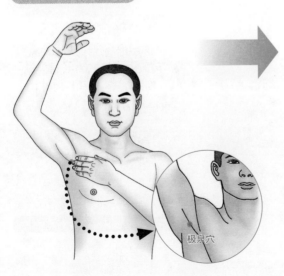

极泉穴

1 取穴技巧

正坐，手平伸，举掌向上，屈肘，掌心向着自己头部，以另一手中指按腋窝正中凹陷处即是。

2 配伍治疗

极泉 + 侠白 → 肘臂冷痛
极泉 + 神门 + 内关 → 心悸

程度	指法	时间/分钟
适度	中指压法	1～3

50 肩贞穴 举不起手臂按肩贞

长时间伏案工作，再加上缺乏必要的运动，就可能导致双肩气血运行不畅，致使肌肉僵硬，并导致肩膀疼痛难忍，还会时常感到双臂麻木。经常按压肩贞穴，不仅可以缓解肩膀疼痛，并且对肩周炎也有一定疗效。

● 主治功效

（1）对肩胛疼痛、手臂不举、上肢麻木、耳鸣、耳聋、齿痛、瘰疬，以及肩关节周围炎等病症，都具有比较好的疗效。

（2）长期按压此处穴位，对脑血管病后遗症、颈淋巴结结核、头痛等病症都具有良好的疗效。

（3）按压此处穴位，具有醒脑聪耳、通经活络的作用。

● 精确取穴

此处穴位在肩关节的后下方，手臂内收时，腋后纹头上1寸（指寸）处。

● 按摩方法

①正坐垂肩，在肩关节的后下方；②双臂互抱，双手伸向腋后，中指的指腹所在的腋后纹头之上，就是此处穴位；③用中指的指腹按揉穴位，有酸痛感；④分别按揉左右的穴位，每次按揉1～3分钟。

精确取穴按摩

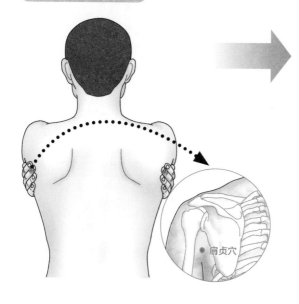

肩贞穴

1 取穴技巧

双臂互抱，双手伸向腋后，中指指腹所在的腋后纹头之上的穴位即是。

2 配伍治疗

肩贞＋肩髃＋肩髎→肩周炎
肩贞＋肩髎＋曲池＋肩井＋手三里＋合谷→上肢不遂

程度	指法	时间／分钟
适度	中指按法	1～3

昆仑穴 消炎止痛，活动自如

昆仑，广漠无垠的意思，指膀胱经的水湿之气在这里吸热上行。按摩昆仑穴，能够舒筋化湿、强肾健腰。这个穴位对于下肢红肿、脚踝疼痛，以及腰、腿和背部疾病都能够疏通经络，消肿止痛，具有良好的治疗效果。

● 主治功效

（1）按摩这个穴位，具有消肿止痛、散热化气的作用，能缓解头痛、颈肩僵硬、目眩、肩痛、腰背痛、坐骨神经痛、关节炎等症状。

（2）对下肢病症，如下肢红肿、脚踝疼痛、踝关节及周围软组织疾病等也有疗效。

（3）长期按摩这个穴位，对女性卵巢、男性睾丸功能障碍等疾患，具有调整和改善作用。

● 精确取穴

足部外踝后方，当外踝尖与跟腱之间的凹陷处即是。

● 按摩方法

①正坐伸足，将要按摩的脚稍向斜后方移至身体旁侧，脚跟抬起；②用同侧的手，四指在下、掌心朝上扶住脚跟底部；③拇指弯曲，用指节从上往下轻轻刮按，会有非常疼痛的感觉，开始的时候不要用大力，每次左右两侧穴位各刮按1～3分钟。

精确取穴按摩

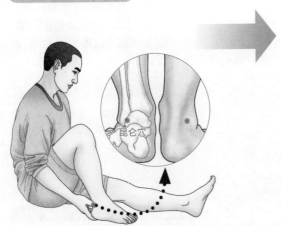

昆仑穴

1 取穴技巧

用同侧手，四指在下、掌心朝上扶住脚跟底部，拇指弯曲，指腹置于外踝后的凹陷处即是。

2 配伍治疗

昆仑＋风池→目眩

程度	指法	时间／分钟
适度	拇指刮法	1～3

(52) 肩髎穴 让沉重的肩膀变轻松

"髎"是"孔隙"的意思。"肩髎"的意思是指三焦经经气在此穴位化雨冷而渗漏降归于地部。按摩肩髎穴，对不同程度的肩关节炎、肩周炎等有明显效果，使颈部骨质增生症的病情得到舒缓和改善，对脑出血后遗症、偏瘫等有很好的疗效。

● **主治功效**

（1）按摩这个穴位，具有祛风湿、通经络的作用，能明显缓解臂痛不能举、肩关节周围炎、胁肋疼痛等症状，还可治疗中风偏瘫等疾患。

（2）长期按摩这个穴位，对荨麻疹、脑血管病后遗症、胸膜炎、肋间神经痛等，也具有明显疗效。

● **精确取穴**

位于人体的肩部，肩髃穴后方，当臂外展时，于肩峰后下方呈现凹陷处。

● **按摩方法**

①站立，两手臂伸直，两侧肩峰后下方有凹陷，穴位就在这里；②用左手触摸右臂肩峰，用右手触摸左臂肩峰，用拇指、食指和中指拿捏穴位；③两侧穴位，每天早晚各按摩1次，每次3～5分钟。

精确取穴按摩

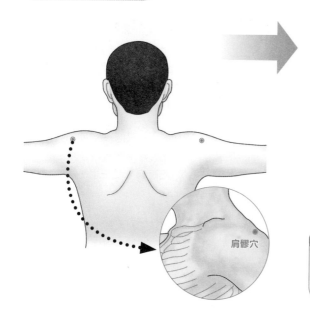

肩髎穴

1 取穴技巧

站立，将两侧手臂伸直，肩峰的后下方会有凹陷，肩髎穴就位于此凹陷处。

2 配伍治疗

肩髎＋曲池＋肩髃→肩臂疼痛

肩髎＋外关＋章门→肋间神经痛

肩髎＋天宗＋肩髃＋曲垣→肩背疼痛

程度	指法	时间／分钟
重	三指拿捏法	3～5

(53) 阳陵泉穴 摆脱湿热关节痛

又名"筋会穴"，是传统中医针灸经络的八大会穴之一。长期筋骨僵硬、酸痛，容易痉挛的人，只要平时多多按压这个穴位，就能得到改善。此外，按摩阳陵泉穴对膝伸不得屈、冷痹、半身不遂、脚冷无血色、膝肿麻木等病都具有良好的医治效果。

● 主治功效

（1）按摩阳陵泉穴，能疏泄肝胆、清利湿热、舒筋健膝，对痉挛、筋骨僵硬、酸痛有特效。

（2）长期按压这个穴位，对肋间神经痛、肩关节痛、膝关节痛、下肢麻木瘫痪也有很好的疗效。

（3）长期按摩该穴位，能改善胃溃疡、高血压、胆绞痛、胆囊炎、耳鸣、耳聋等疾病。

● 精确取穴

在人体膝盖斜下方，小腿外侧的腓骨小头稍前的凹陷中。

● 按摩方法

①正坐，垂足，大约呈90°；②上身稍微前俯，用右手的手掌轻握左腿膝盖的前下方，四指向内，拇指向外；③拇指弯曲，用指腹垂直揉按穴位，有酸、胀、痛的感觉；④先左后右，两侧穴位每次各揉按1~3分钟。

精确取穴按摩

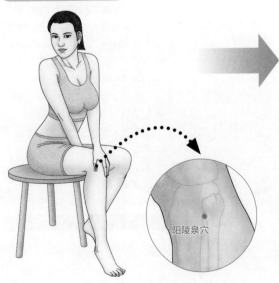

阳陵泉穴

1 取穴技巧

正坐，垂足，约呈90°，上身稍前俯，用右手手掌轻握左脚膝盖前下方，四指向内，拇指指腹所在位置的穴位即是。

2 配伍治疗

阳陵泉 + 曲池 → 半身不遂
阳陵泉 + 足三里 + 上廉 → 胸胁痛

程度	指法	时间/分钟
重	拇指揉法	1~3

(54) 大椎穴 肩背疼痛全消失

手足三阳的阳热之气由此处汇入本穴，并与督脉的阳气上行头颈。由感冒、中暑等各种原因引起的肩背痛和头痛，都可以通过按摩大椎穴来缓解。此外，外感风寒或身体其他病变引起的高热不退，也可通过刮按大椎穴，达到迅速退热的效果。

● 主治功效

（1）主治肩背痛、感冒、头痛、咳嗽、气喘、中暑、支气管炎、湿疹、血液病。

（2）有解表通阳、清脑宁神之功效，对退热有特效。

（3）针灸此穴位，还能够治疗体内寄生虫病、扁桃体炎、尿毒症等疾病。

● 精确取穴

本穴在第1胸椎上凹陷处，在颈项后平肩第1大椎骨，故名"大椎"。

● 按摩方法

①正坐或俯卧，左手伸到肩后反握对侧颈部，虎口向下，四指扶右侧颈部，指尖向前；②拇指的指尖向下，用指腹或指尖揉按穴位，有酸痛和胀麻的感觉；③两侧穴位先左后右，每次各揉按1～3分钟。

精确取穴按摩

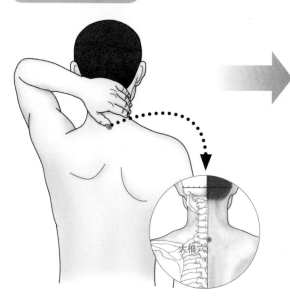

1 取穴技巧

正坐或俯卧，伸左手由肩上反握对侧颈部，虎口向下，四指扶右侧颈部，指尖向前，拇指指腹所在位置即是。

2 配伍治疗

大椎 + 长强 → 脊背强痛

程度	指法	时间 / 分钟
轻	拇指揉法	1～3

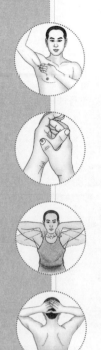

本章看点

● 肩关节周围炎
  赶走"五十肩"的困扰

● 类风湿性关节炎
  帮女性摆脱关节痛

● 肩部滑囊炎
  化解游走性疼痛

● 肱二头肌肌腱炎
  肩部活动无障碍

● 肩周肌肉劳损
  恢复肩关节的力量

......

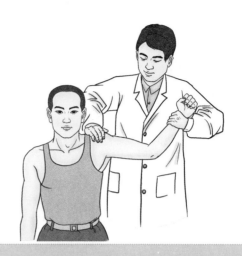

第三章

简单小推拿，赶走肩痛不求医

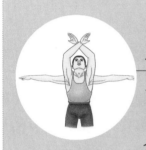

肩关节是一个悬吊结构的关节，稳定性较差。一旦用力不当或运动过度，就可能引起肩关节的损伤和脱位。中医推拿是利用按、揉、掐、擦、捏、拍等手法，达到舒筋活血、行气通络的功效，对治疗肩部的各种急症、慢性病都有非常好的效果。

55 肩关节周围炎 赶走"五十肩"的困扰

厨师、教师、会计、司机及从事手工劳动的人常常有这样的感觉：肩部像被固定了一样，活动不便。在肩膀的前面靠外侧的部分出现疼痛，疼痛随着肩部的疲劳程度时轻时重。夜晚的时候甚至会被痛醒，还会因疼痛而引起肌肉痉挛。这就是肩关节周围炎。

肩关节周围炎简称肩周炎，是各种肩部疾病中最常见的一种。以前因为是 50 岁左右的人最容易得这种病，所以也俗称"五十肩"。但现在，随着伏案工作、使用电脑工作的人越来越多，肩周炎已经成了白领一族的常见病。多为左侧肩膀发病严重，而且女性患者远远多于男性。

◉ 发病原因

1. 慢性损伤。主要的诱发原因是肩部长期过度活动、日常姿势不良，而产生的慢性致伤力。

2. 关节固定后遗症。上肢外伤后经过长时间的肩部固定，致使肩周组织发生萎缩。

3. 损伤后功能障碍。肩部急性挫伤、牵拉伤之后，没有进行及时有效的治疗，影响关节功能恢复。

4. 其他疾病的牵累。心脏、肺部、胆道等疾病引起肩部的长期牵涉痛，继而转变为真正的肩周炎。

◉ 症状表现

按照症状发生的先后顺序，分为开始期、冻结期、解冻期。

1. 开始期：表现主要是肩关节不适，有束缚感，疼痛常局限于肩关节的前外侧，也可放射至三角肌的终点，随着病情的发展，肩关节逐渐出现僵硬。

2. 冻结期：持续时间可长可短，从数周到数年不等，疼痛可轻可重，其特点主要是疼痛多在夜间加重，影响睡眠；活动时引起剧烈的疼痛和肌肉痉挛，肩关节活动受限，像被凝固冻结一样。

3. 解冻期：疼痛逐渐减轻，肩关节逐渐松弛，盂肱关节也逐渐恢复活动，一些患者肩关节的功能只能部分恢复，部分患者呈强直状态。

肩周炎的按摩方法

1 活动法

　　按摩者左手扶住患者肘部，右手握患者手，做牵拉、抖动和旋转活动，最后帮助患肢做外展、内收、前屈、后伸等动作。

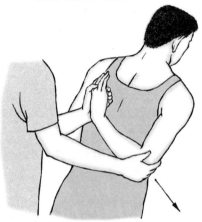

2 摩擦肩周

　　患者坐姿，按摩者站在其患侧，单手自患侧颈部沿肩峰至肩胛区反复摩擦 10 分钟；再自患肩上部向下依次向肘部、腕部摩擦，至皮肤微红。

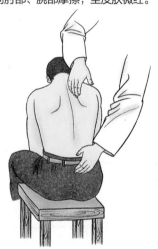

3 环绕法

　　站立，两脚分开与肩同宽，蓄势收腹、拔背，头摆正端平，肘关节伸直，做两肩环转运动，每分钟 6～8 下。每日 1～3 次，每次 10 下左右。

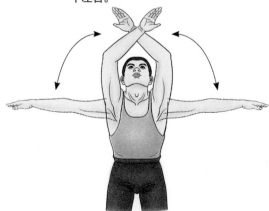

4 拿法（结合内旋上臂）

　　按摩者的一只手用拿法治疗患肩，另一手握住患侧的上臂，使其外展约 90°，在此位置上做臂内旋。两手协调，柔和缓慢，持续活动数分钟。

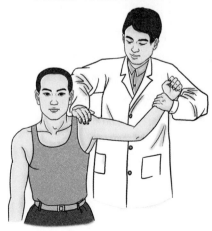

56 类风湿性关节炎 帮女性摆脱关节痛

有的人会无缘无故地出现低热、全身乏力、食欲不振等症状，之后关节开始变得红肿、疼痛，有时疼痛会很严重，关节弯曲都困难，早晨起床的时候更是关节僵硬；有时疼痛会减轻，甚至没什么感觉，但很快又复发。这就是类风湿性关节炎。

类风湿性关节炎是一种慢性全身性自身免疫性疾病，以关节滑膜炎为主要特征。滑膜炎症反复发作，导致关节内软骨和骨端骨组织的破坏，进而影响关节功能。同时伴有的血管炎症病变会累及全身各个器官。青壮年是此病的高发人群，约80%的患者在20～45岁发病，患者的男性与女性的比例为1∶3左右。

◉ 发病原因

1. 细菌、病毒感染。 如白喉杆菌、梭状芽孢杆菌、支原体和风疹病毒等都会引起关节的炎性反应。

2. 生活环境因素。 长期受潮湿、寒冷的刺激会损伤关节的滑膜、软骨、韧带，形成纤维瘢痕组织，进而加快关节损伤。

3. 自身生理原因。 类风湿性关节炎具有遗传性，同时受到内分泌的影响。比如女性虽然发病率较高，但在怀孕期间，症状却能得到有效缓解。

◉ 症状表现

1. 缓慢发病： 60%～70%的患者是缓慢发病，最初的症状是低热、疲乏无力、食欲减退。短则几周，长则数月，会有对称性的关节肿痛，活动受限。尤其是早晨起床时关节僵硬严重，继而关节周围的肌肉出现萎缩和无力。

2. 急性发病： 8%～15%的患者症状与缓慢起病相似，但病情进展要快得多，多个关节几乎是同时出现红肿热痛的炎症和明显的活动障碍。早期时常不对称，之后双侧关节都相继发病。

3. 中间型发病： 15%～20%的患者发病和严重程度都在急性发病和缓慢发病之间，在发病后的几天到几周内，出现关节炎症和活动受限，但全身症状比缓慢发病更明显。

4. 复发型发病： 发病初期呈急性的间歇性关节炎，只有1～2个关节出现局部肿胀及疼痛，有时伴有红斑。持续数小时至数日后会自动消退，但很快又复发，两次发病之间的间歇期没有任何症状。

类风湿性关节炎的按摩方法

1 摇动法

患者坐姿，按摩者单手扶患者肩部，另一只手握住患侧手臂，带动肩部、肘部、腕关节摇动，环绕 3～5 遍。

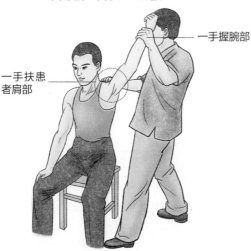

一手握腕部

一手扶患者肩部

2 搓捻法

按摩者站在患肩一侧，双手分别置于患臂内外两侧，用手掌搓动患侧手臂，从上到下重复 5～7 遍，再捻患侧五指各 3 遍。

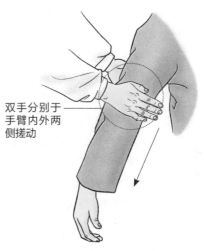

双手分别于手臂内外两侧搓动

3 捏拿法

按摩者采用单手捏拿法，沿患肢肩部向下至手腕处捏拿，重复治疗数十遍。力度以患者能够耐受为度。

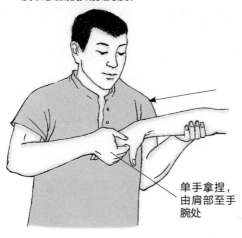

单手拿捏，由肩部至手腕处

● 器具疗法

火罐法

所选穴位：大椎、膈俞、脾俞、血海、气海、肩髃、曲池、外关。

操作方法：让患者取坐姿或卧位，棉条点燃后在火罐内稍作短暂停留，取出后将罐迅速拔在穴位上。留罐10分钟，每日1次。

57 肩部滑囊炎 化解游走性疼痛

同样是肩部疼痛，有的人往向外展开肩部时，感到剧烈的疼痛，而且晚上疼痛也会比白天严重得多，常常痛得人夜不能寐。用手按压时，疼痛出现在肩膀的最顶端，而且活动一下肩膀，疼痛也跟着关节一起动。这就是肩部滑囊炎。

所谓滑囊就是一个在肌腱与肌腱之间、肌腱与骨骼之间或者是皮肤与骨骼之间起衬垫作用的具有滑膜的囊。肩关节具有非常复杂的关节结构，由以下各个关节囊组成。如果因摩擦、撞击等外力损伤或其他因素引起肩部滑囊发炎，这就是肩部滑囊炎。其中，最为常见的肩部滑囊炎是肩峰下滑囊炎，又称为"三角肌下滑囊炎"。

肩峰下滑囊：位于肩峰与三角肌之下，肩袖之上。

肩峰上滑囊：位于肩峰上面与皮肤之间。

斜方肌止点滑囊：位于斜方肌肩胛冈止点附近。

肩胛骨下滑囊：位于肩胛骨的前上部与第3根肋骨之间。

前锯肌下滑囊：位于肩胛骨下角与胸壁之间。

喙突上滑囊：在喙状突胸小肌止点处。

肱骨结节间沟两侧滑囊：位于胸大肌、背阔肌、大圆肌等肌腱止点邻近处。

肩胛下肌滑囊：肩胛下肌腱的下方，盂肱关节滑膜向外凸出的部分。

● 发病原因

各个滑囊因摩擦、撞击等慢性刺激或损伤而引起的滑膜炎症，包括滑膜充血、水肿、渗出增加等反应，因而使滑囊肿胀、张力增加而产生剧烈的疼痛，甚至造成周围组织的粘连、滑囊内的粘连、纤维性闭锁或钙质的沉积。

● 症状表现

1. 活动时尤以肩外展、外旋时疼痛加重，一般位于肩部深处，也会向肩胛部、颈、手等处放射，而且常见夜间疼痛难忍。

2. 压痛点多出现在肩关节、肩峰下、大结节等处，特点是可随肱骨的旋转而移位。

3. 当滑囊有肿胀或积液时，压痛出现在整个肩关节区域或三角肌范围内。

4. 在炎症刺激下，随着滑囊壁的增厚和粘连，肩关节活动范围逐渐缩小，晚期甚至会活动失灵，肩胛带肌萎缩。

5. 急性外伤造成的滑囊炎，一般不会立刻表现出症状，而是数日后才会有明显的炎症反应。

肩部滑囊炎的按摩方法

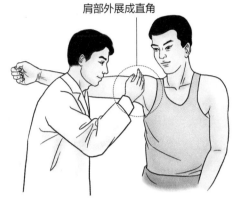

肩部外展成直角

1 抱肩掌揉法

患手搭于按摩者肩上，将肩轻轻外展成直角。按摩者双手抱住肩部和三角肌部位按摩，持续1～2分钟，按摩后可配合热敷，效果更好。

2 环绕法

患者正坐，医者一手托患肢于稍外展位，活动肩关节缓慢轻柔地向各方向环绕，按摩后可配合热敷，效果更好。

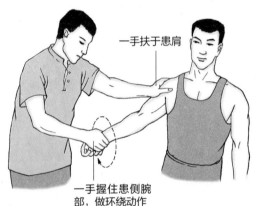

一手扶于患肩

一手握住患侧腕部，做环绕动作

3 屈肘按摩法

患者手肘弯曲，使关节内收于胸前。按摩者用手掌心在患者肩部稍微用力按揉，持续1～2分钟。可配用冬青膏、红花油等揉擦，消淤止痛的效果更强。

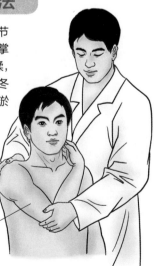

手掌稍用力按揉患侧肩部

患者手肘弯曲，收于胸前

● 饮食原则

多吃能活血化淤、芳香开窍的食物，如山楂、荠菜、桃仁等；

宜食补气益血、滋补肝肾等营养丰富的食物，如葡萄、黑豆、枸杞子、桂圆等；

多食富含维生素的新鲜蔬菜、水果和豆类；

避免如油炸、烧烤、过咸过甜、麻辣、腥腻的食物。

(58) 肱二头肌肌腱炎 *肩部活动无障碍*

中年女性常常会发生肩部肿胀，用于按压靠胸前的一侧，会感到持续的疼痛，还有的人会有肩后侧疼痛。尤其是在做梳头、提裤、穿脱衣袖等动作时，会突然产生剧烈疼痛和肌肉痉挛。这就是肱二头肌肌腱炎。

肌腱炎是肌腱本身或者其周围组织的炎症，其中最常见的就是腱鞘炎。腱鞘多位于手和足部的关节附近及肌肉长腱的周围，即套在肌腱外面的双层套管样密闭的滑膜管，两层之间有一空腔即滑液腔，内有腱鞘滑液，其内层与肌腱紧密相贴，外层衬于腱纤维鞘里面，具有固定、保护和润滑肌腱的作用，使肌腱免受摩擦或压迫。

● 发病原因

肱二头肌肌腱起于肩胛骨的盂上粗隆，向下延伸越过肱骨头，进入结节间沟。滑膜鞘部分在肱骨横韧带的作用下固定在结节间沟内。肱二头肌肌腱活动频繁，容易受到损伤。腱鞘炎是指长期的摩擦、慢性劳损或寒冷等刺激，使肌腱与腱鞘发生无菌性炎性反应，引起鞘壁肥厚和管腔狭窄。结果使结节间沟变得粗糙，底部发生骨质增生，腱鞘磨损加剧，发生无菌性炎症，使腱鞘水肿、粘连。从而使肌腱在腱鞘内活动受限而出现疼痛或功能障碍等症状。

● 症状表现

本病多见于 40 岁以上的中年人，女性居多。主要有以下症状表现：

1. 急性期，疼痛和肩部肌肉痉挛可使肩关节活动受限，后期会发展成肩关节僵硬及肌肉萎缩。

2. 患侧肩部肿胀，肩前方有持续性的压痛，疼痛向手臂远端放射。部分患者的疼痛会出现在肩的背侧和后外侧。

3. 在做梳头、提裤、穿脱衣袖等动作时，会突然产生剧烈疼痛；肩部内旋或者后弯时，疼痛也较为显著。

鉴别诊断

肩周炎：肩周炎起病较慢，而且以夜间疼痛为特点，压痛范围广，外展、外旋、后伸功能活动障碍明显。

肌腱滑脱：患者手臂弯曲90°，并做内外旋转，在肱二头肌肌腱最上端可触摸到肌腱在腱沟内滑动，并出现疼痛和发出弹响声。

肱二头肌肌腱炎的按摩方法

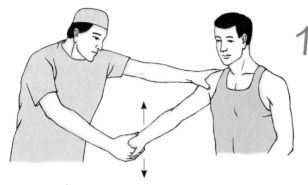

1 抖患肩

患者坐姿，按摩者站在患侧肩前方，以两手分别轻轻地握住患病手臂和腕部，较大幅度地抖动，每分钟约抖动160次。

2 滚患肩

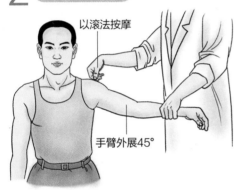

以滚法按摩

手臂外展45°

患者坐姿，按摩者单手托住患侧前臂，使患者的上臂与躯干约呈45°；另一手用滚法按摩患侧肩的外侧面和后面，按摩10分钟。

3 搓患肩

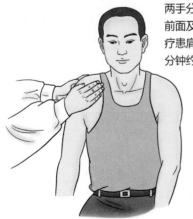

患者坐姿，患侧上肢自然下垂，按摩者用两手分别置于患侧肩的前面及后面，用搓法治疗患肩，压力适中，每分钟约110下。

● 中药治疗

外敷推荐

消炎止痛膏：黄芩6克，黄柏6克，五倍子6克，白蜡3克，大黄6克，银花炭6克，煅石膏12克，三七1克，麻油200毫升。

内服推荐

化淤汤：当归9～15克，熟地黄6～9克，白芍(酒炒)6克，川芎3克，肉桂6克，桃仁3克(去皮)，红花(酒炒)2～4克。水煎，加酒服。

59 肩周肌肉劳损 恢复肩关节的力量

肩胛骨周围有丰富的肌肉构成肌肉群。除了前面提到的某个肌肉的损伤外，有些不良习惯和运动方法也会使其他肩周肌肉同时受到损伤。急性的损伤一般发生在投掷、引体等动作中，慢性损伤则可以由生活中的反复动作和强迫性体位等造成。这就是肩周肌肉劳损。

肩周肌肉与胸壁形成一个特殊的结构，它在功能上与关节相似，而解剖构造却与关节有很大区别。这一结构中的肌肉除了协调完成肩胛骨在胸壁外侧的自身活动外，还增加了上臂活动的力量和活动范围，在协调肩关节活动中起到重要作用。肩周肌肉劳损大多不是单一肌肉损伤，而是多块肌肉的同时损伤，大多见于冈上肌和冈下肌、大小菱形肌、大小圆肌和肩胛下肌损伤等。

冈上肌：组成肩袖，控制上臂外展、外旋。

冈下肌：完成下垂上臂的外旋。

小圆肌：控制上臂的外旋和内收。

肩胛下肌：悬吊肱骨头使上臂内旋。

三角肌：控制上臂的内旋、外旋及屈曲、伸展等动作。

胸大肌：辅助完成肩关节的内收、内旋、屈曲。

肱二头肌：控制上臂前屈、手肘内屈。

背阔肌：参与内收、内旋和后伸肱骨，并可上提躯干，如完成引体向上。

这些肌肉控制或参与一定的活动，当某些动作用力过猛时，就可能引起相应肌肉的损伤。

发病原因

1. 急性外伤。多见于用力提拉、抬举重物、投掷、俯卧撑、引体向上等活动中，由于用力过猛造成的肌肉拉伤，甚至肌肉撕裂和肌腱断裂等。

2. 慢性劳损。劳动时强迫体位、姿势不正、重复性动作，会使肌肉持久反复地承受外力，由轻微损伤积累成慢性劳损。

症状表现

1. 肩胛骨周围肌肉出现广泛性的疼痛，或者局部久痛不适。

2. 做转动头部、抬举上肢、探臂前伸、向后屈肘等活动时，疼痛加剧。

3. 疼痛向上可牵扯同侧颈部，向前后可牵扯背部和腋前。

4. 压痛点出现在肩胛骨周围，主要是肌肉边缘肌腱处。

肩周肌肉劳损的按摩方法

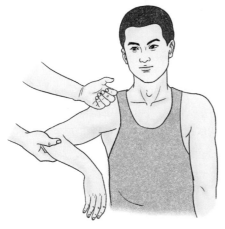

1 滚揉放松

患者取俯卧位或坐姿均可。按摩者先用滚法结合按揉法放松颈部和肩胛骨周围肌肉，治疗5分钟左右。

2 屈肘牵拉

患者坐姿，按摩者从前面将患侧手臂推至屈肘位，把手搭在健侧肩上，按摩者双手分别握住患侧上肢的腕部和肘部，向健侧牵拉数次，力量由轻到重。

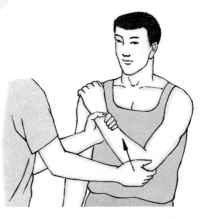

3 分筋理筋

患者坐姿，按摩者站在其患侧背后，用拇指和食指、中指、无名指调拨肩周肌肉，重点在条索样改变的肌肉，手法不宜过重。

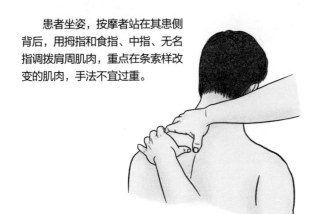

● 中药治疗

内服推荐

白花蛇药酒：威灵仙40克，制川乌、制草乌、虎杖各30克，乳香、没药、土鳖虫、姜黄、青木香、骨碎补各20克，川蜈蚣3条，白花蛇3条。药物粉碎后泡酒2升，混匀后密封，每日摇动，浸泡10天后即可服用。每次15毫升，三餐后服用。

60 "拉环法" 双肩一起做运动

　　固定1个滑轮，将1条粗绳绕过滑轮并可在滑轮上滑动，粗绳两端为拉环把手。用这样简单的器械选择适合自己的动作进行练习，可以有效地治疗肩周炎等肩部疾病引起的肩关节周围肌肉疲劳、酸痛的症状。

　　利用吊环进行的锻炼，根据方向不同，可以有很多种，其中最有效的就是上举法、后上拉法和侧上举法。吊环运动最重要的优点是：由于吊环法是利用患者健侧手臂的力量牵拉患侧手臂，力度容易控制，不会因用力过大而加重患侧肩部的症状。

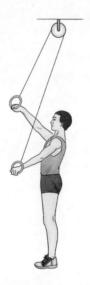

1 上举法

　　站立，双手分别握住拉环把手，健侧上肢在上方，患侧上肢在下方，将绳子拉紧。健侧上肢拉动绳子，绳子的滑动带动患侧上肢和肩关节上举。双上肢交替，重复10～30次。

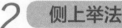

2 侧上举法

　　站立，两脚分开与肩同宽，双手分别握住两端拉环，健臂向下拉，使拉绳向上牵动患侧手臂向上举，交替进行，同时保持上体正直和肘关节伸直。

3 后上拉法

　　站立，背对滑轮，双手在身体后方握住拉环把手。健侧手拉动绳子滑动，促使患侧肩关节内收上举。双手交替拉环，使双侧肩关节交替内收上举，重复10～30次。

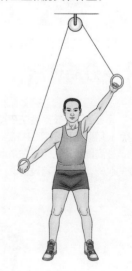

61 "爬墙法" 手指活动锻炼肩

　　"爬墙法"是各种恢复肩关节功能的锻炼中最简单的方法之一，它不仅不需要任何器具，而且还可以随时随地进行，不受环境的限制。主要是借助手指的活动牵引上肢带动肩关节，使肩关节得到锻炼。

　　"爬墙法"主要有两种动作，一种是前举爬墙法，用于改善外侧和前部的肌肉功能；另一种是外展爬墙法，主要用于恢复肩关节内侧和后部的肌肉功能。下面我们来具体看一下它们的操作方法。

1 前举爬墙

　　动作过程中患肩周炎的肩关节因为软组织的粘连，无法做到充分上举，从而使患侧上肢上举的高度低于健侧上肢的高度。为使患侧肩关节充分上举，松解软组织粘连，患者应尽力将患侧手高举，直到与健侧手上举的高度一致。

　　患者面对墙壁，双手举起贴于墙壁，胸部和腹部尽可能贴近墙壁。每日3~5次，每次做10~20次。

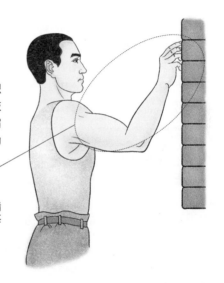

2 外展爬墙

　　患者将患侧胸腹部侧方贴近墙壁，患侧上肢高举过头顶，手扶墙壁。患侧胸腹的侧方尽量贴近墙壁，迫使患侧上肢被动举高。每日3~5次，每次做10~20次。

　　该方法的基本原理与"前举爬墙"一致，都是通过身体向墙壁靠近，迫使患侧肩关节被动上举，达到解除粘连的目的。

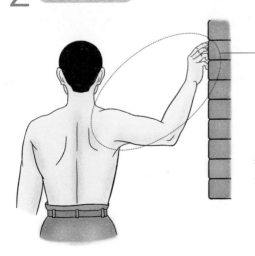

62 拔罐疗法 轻松拔去肩痛烦恼

拔罐治疗能够促进局部的血液循环，达到逐寒祛湿、疏通经络、祛除淤滞、行气活血、消肿止痛的作用。这样的功效能改善大部分肩部疾病的症状，尤其是对肩周炎的治疗非常有效。治疗肩周炎既可用单纯火罐法，也可以用刺络罐法。

中医治疗肩周炎的方法很多，其中拔罐是一种相对来说非常安全的方法。可以采用单纯火罐法，也可以是药罐法，或是与针刺结合的刺络罐法。但需要注意的是，拔罐之后要辅助做肩部活动，否则治疗效果会被削弱。

单纯火罐法

所选穴位：患侧部位压痛点。

治疗方法：让患者取坐位或侧卧位，先在患肩的前部、外侧和后部找出压痛点，医者先在痛处按揉一会。然后再用闪火法将罐吸拔在痛处及肩部周围，并留罐 10 ～ 15 分钟。每日 1 次，10 次为 1 个疗程。

药罐法

所选穴位：取压痛点、肩髃穴、肩髎穴、肩贞穴、臂臑穴、肩前穴。

中药配方：乳香 6 克，没药 6 克，桑枝 9 克，细辛 9 克，千年健 6 克，透骨草 9 克，伸筋草 9 克，白芷 12 克，威灵仙 12 克。

治疗方法：药物加水煎煮沸，倒入竹罐中煮 5 ～ 8 分钟。取出，迅速用毛巾吸干水，拔于穴位处。每次 5 ～ 7 个穴位，留罐 5 ～ 10 分钟，每日 1 次，10 次 1 个疗程。

刺络罐法

所选穴位：天宗穴、肩髃穴、肩髎穴、肩贞穴、臂臑穴、肩前穴。

治疗方法：1. 让患者取坐位，再对穴位处皮肤进行常规消毒；先用双手在穴位周围向穴位中央部分推按，以使血液聚集在针刺部位。

2. 随后，用手捏紧穴位皮肤，用三棱针在穴位上刺入 0.1 ～ 0.2 寸的深度，随即将针拔出，最后再迅速用闪火法将大号火罐吸拔在穴位上，留罐 5 ～ 10 分钟，使之出血 10 毫升左右。

3. 起罐后，要用棉球擦干净皮肤，以免引发感染。急性肩周炎患者每日治疗 1 次，3 ～ 5 次即可痊愈；慢性肩周炎患者 3 日 1 次，5 次为 1 个疗程。

拔罐法治疗肩部疼痛

精确取穴

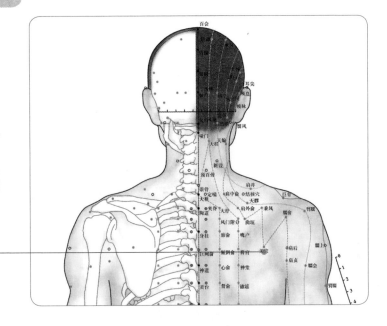

天宗穴：位于人体背部，肩胛骨冈下窝中央凹陷处，约肩胛冈下缘与肩胛下角之间的上1/3折点处即是。

单纯火罐法

| 患侧部位压痛点 | → | 在患者身上找出压痛点 | → | 让患者取坐位或侧卧位 | → |

| 在痛处按揉一会 | → | 用闪火法将罐吸拔在痛处及肩部周围，并留罐10～15分钟 |

刺络罐法

| 天宗穴 | → | 让患者取坐位 | → | 对穴位处皮肤进行常规消毒 | → |

| 用双手在穴位周围向穴位中央部分推按，以使血液聚集在针刺部位 | → | 用手捏紧穴位皮肤 | → | 用三棱针在穴位上刺入0.1～0.2寸的深度 | → |

| 将针拔出 | → | 迅速用闪火法将大号火罐吸拔在穴位上，留罐5～10分钟，使之出血10毫升左右 | → | 起罐后，用棉球擦干净皮肤以免引发感染。 |

63 中药疗法 祛风止痛，治好肩周炎

肩周炎在中医中被称为"肩痹"，属于"痹症"的一种。中医对其治疗很早就有相关论述，主要采取的是活血化淤、祛风散寒、消肿止痛的治疗方案。常用的中药有红花、川芎、威灵仙、当归、黄芪、白芍等。对肩周疼痛和活动障碍都有很好的疗效。

● 加味二陈汤

基本方：制半夏12克，陈皮、茯苓各15克，甘草10克，天南星6克。

加减：疼痛严重的，加桂枝、香附各15克；酸楚麻木，屈伸受到影响的，加威灵仙30克，羌活15克；感到肩臂沉重的，加炒苍术15克；肩局部有灼热感并发红的，加黄芩15克。

用法：每日使用1剂，水煎，分早晚2次服用；另取药渣装入布袋外敷，每天数次。4天为1个疗程。

功效：温散化湿，不燥不热，对肩周炎的疗效甚佳。

● 当归红花散

配方：当归40克，红花、伸筋草、透骨草、川芎、白芷、威灵仙、花椒、防风、羌活、赤芍、秦艽、姜黄、桂枝、木瓜各15克。

用法：以上药物混合，一起研成粗末，加粗盐30克和白酒30毫升拌匀，装入布袋封上口。蒸热后，每次2袋敷于肩部，热敷1小时，每天2次。下次使用时，药袋加白酒30毫升，每袋用5天。10天1个疗程。

功效：温经祛寒，活血止痛，能有效改善肩周炎引起的肩部活动障碍。

● 五十肩活化汤

基本方：秦艽、黄芪各15克，制附子、苍术、姜黄、当归、川芎各10克，桂枝、羌活、细辛、白芷各6克，蜈蚣1条。

加减：气虚者，加党参10克；血虚者，加熟地黄6克、白芍10克；疼痛严重者，加乌梢蛇10克，壁虎6克。

用法：每天使用1剂，水煎服用，30天1个疗程。

功效：能祛风散寒，化湿散淤，通窍止痛。减轻肩周炎疼痛，改善活动能力。

● 健肾蠲痹汤

基本方：狗脊30克，骨碎补、活血藤、威灵仙各20克，续断、淫羊藿、秦艽、木瓜、乌梢蛇、桑枝、当归各15克，防风12克，甘草5克。

用法：每天使用1剂，水煎服用，7天为1个疗程。取药研粗末，装入布袋，蒸煮后用醋调制，热敷于肩部。

图解肩颈脊柱消百病一学就会

功效：对肝肾不足、精血亏虚使筋骨失于濡养，或加之外感风寒湿邪而致的肩周炎有很好的疗效。

● 加味芍药甘草汤

基本方：白芍、黄芪各 30 克，炙甘草 20 克，当归 15 克，川芎、羌活各 10 克，桂枝 9 克。

用法：每天取 1 剂，加水适量，水煎 25 分钟后，取药汁，药渣再加水煎 30 分钟，将 2 次药汁混合，分早晚 2 次服用。10 天 1 个疗程。

功效：对外邪入侵、气血阻滞、肝脾肾虚引起的肩周炎效果甚佳。

● 肩凝方

基本方：羌活 10 克，桑枝、葛根、生薏苡仁、千年健、豨莶草、鸡血藤、宽筋藤各 10 克，延胡索、白芍、白花蛇、威灵仙各 15 克。

加减：外感风寒型，去掉薏苡仁，另外加入桂枝、细辛、制川乌；气虚痰阻型，去掉薏苡仁加入黄芪 30 克，白术、地龙各 15 克，党参 25 克；淤阻脉络型，加桃仁、三七、制乳香、制没药、土鳖虫；血虚型，去掉羌活、延胡索、薏苡仁，另外加黄精、当归、川芎、熟地黄。

用法：每天 1 剂，水煎服用，早晚各 1 次，7 天 1 个疗程。

功效：能祛风散寒，通络止痛，能够完全治愈肩周炎。

● 桂枝活络汤

基本方：桂枝、白芍、黄芪、葛根、当归、川芎、桑枝各 20 克，姜黄、制乳香、制没药、防风、地龙、全蝎各 10 克。

用法：每天使用 1 剂，水煎 2 次，分早晚服用。10 天 1 个疗程。

功效：本方剂对劳累感寒，寒邪凝滞所致的气血阻滞型肩周炎有很好的疗效。

● 辛芥桂枝汤

基本方：细辛 3 克，姜黄 10 克，桂枝、甘草各 6 克，白芥子 12 克，白芍 30 克，蜈蚣 3 条，茯苓 20 克。

加减：寒痛者，加制川乌、麻黄，甚者，增加细辛至 5 克；伴有痉挛的，加木瓜；出现背痛者，加羌活、吴茱萸；气滞型的，加香附；血淤型者，加丹参、桃仁、川芎、三棱。

用法：每天使用 1 剂，水煎服，10 天 1 个疗程。

功效：治疗气血淤滞引起的肩周炎的各种症状。

活血化淤的中药

川乌

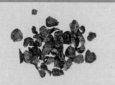

能祛风除湿，温经止痛。用于缓解风寒湿痹、关节疼痛、心腹冷痛。煎汤内服，用量3～9克；研末，每次1～2克。酒浸、酒煎服易中毒，慎用。

党参

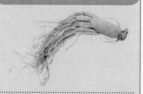

能补中益气，健脾益肺。用于脾肺虚弱、气短心悸、食欲不振、慢性腹泻、喘虚咳嗽、内热消渴。煎汤内服，用量9～15克。实证、热证禁服。

山药

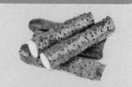

捣碎后贴于肿处，能使肿硬消散。祛头晕目眩、下气、止腰痛、治虚劳赢瘦。有使人耳聪目明、延年益寿的效果。湿盛中满或有实邪、积滞者慎服。

白芍

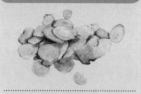

能补益脾胃，用酒浸后，可止腹痛；与姜同用，能温经祛湿调寒，治胃气不通。煎汤内服，用量9～12克。虚寒证不宜单用。

葛根

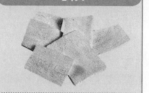

解肌退热、生津透疹。用于外感发热头痛、颈部背部僵硬疼痛，对治疗高血压引起的头颈痛有效。煎汤内服，用量10～15克。

桑葚

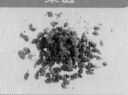

味甘，性寒。具有补肝、益肾、熄风、滋阴等功效。可以治疗肝肾阴亏、口渴、便秘、目暗、耳鸣、失眠、关节不利等病症。

枸杞子

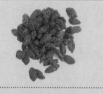

具有滋肾、润肺、补肝、明目的功效。可治肝肾阴亏、腰膝酸软、头晕、目眩、目昏多泪、虚劳咳嗽、烦渴、遗精等病症。

当归

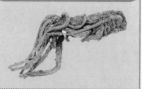

可补血活血、润肠通便。用于血虚萎黄、眩晕心悸、月经不顺、经闭痛经、虚寒腹痛、肠燥便秘、跌打损伤等。煎汤内服，用量6～12克。

胡椒

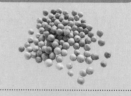

味辛性温，主下气、温中、祛痰，除脏腑中冷气，祛胃虚冷气，可治积食不消、霍乱气逆、心腹疼痛、冷气上冲。肠胃寒湿的人适宜吃。

64 药膳疗法 教你吃出健康的肩

食疗药膳就是在中医的理论指导下，按照一定的配方，将中药与某些具有药用价值的食物搭配，烹调出来的，用于治疗内疾外伤、急性慢性的各种疾病。治疗肩部疾病的食疗药膳很多都具有活血化淤、通络止痛、祛风散寒、消炎消肿的功效。

● 川乌薏苡仁粥

材料： 生川乌 5 克，薏苡仁 50 克，姜汁 5 毫升，蜂蜜 10 克。

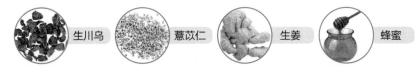

做法： 把川乌头捣碎，研为极细粉末。先把薏苡仁放入锅中，加水煮粥，粥快熟时加入川乌粉末，改用小火慢慢熬煮，待熟后加入姜汁及蜂蜜搅匀，稍煮即可。趁温热服用，适用于风湿寒邪侵袭所致的肩周炎。

● 莲党杞子粥

材料： 莲子 50 克，生党参 50 克，粳米 50 克，枸杞子 15 克，冰糖适量。

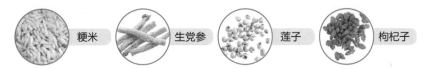

做法： 莲子用温水浸泡，去皮去心；把粳米、生党参、枸杞子淘洗净。全部原料放入锅中，加适量的水，大火煮沸后改小火熬粥，粥快熟时，加入冰糖溶化即可，趁温热服用。

● 葛根桂枝苡仁粥

材料： 葛根 15 克，桂枝 15 克，薏苡仁 30 克，粳米 60 克，盐适量。

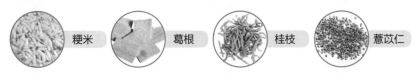

做法： 葛根、桂枝洗净后，放入锅内，加适量水煮沸 30 分钟后滤渣取汁。再把淘洗干净的薏苡仁、粳米放入上述药汁中，煮沸，改用小火慢熬成粥，至粥熟烂时加盐调味即可，分 2 次温服，每日 1 剂。

65 生活保健 好习惯带来健康的肩

人身体的很多疾病都是一点一滴的积累而成的，日常生活中很小的习惯也可能会影响健康。肩部是我们日常活动最多的部位之一，好好保护才能避免我们的肩膀"积劳成疾"。

● 床铺与肩部健康

人的一生中有 1/3 的时间是在睡眠中度过的，因此拥有良好的睡眠是我们补充体力、恢复精神所必需的，此外，在维持肩背健康方面，床铺也有着关键性的作用。如果床铺选择不当，会直接导致我们的肩背受损，引起各种疼痛和疾病。

1. 床铺的长度

适宜的床铺长度是有要求的，要比就寝者的身高长 20 厘米以上才合适。床铺过短，睡觉时人就会总蜷缩着身体，脊柱和四肢都得不到舒展，不仅休息不好，还会影响肩背和腰椎的健康。

2. 床垫的硬度

首先床垫不宜过软。有人喜欢很软的床铺，觉得越软越健康，这是错误的。柔软的床垫刚躺上去，的确会让人觉得身体放松，能缓解疲劳，但是久而久之就会出现腰酸背痛、颈重肩累的毛病了。这是因为过软的床垫不能很好地保持人体的生理弯曲造成的。最健康的床铺应该是在硬板床上铺上 7 ~ 9 厘米厚的软垫，枕头高度以 7 ~ 10 厘米为宜。

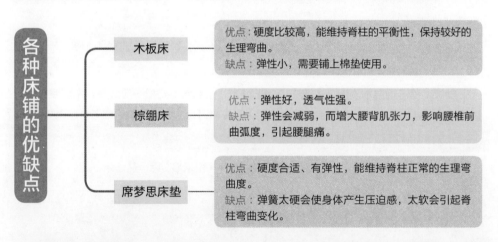

各种床铺的优缺点

木板床
优点：硬度比较高，能维持脊柱的平衡性，保持较好的生理弯曲。
缺点：弹性小，需要铺上棉垫使用。

棕绷床
优点：弹性好，透气性强。
缺点：弹性会减弱，而增大腰背肌张力，影响腰椎前曲弧度，引起腰腿痛。

席梦思床垫
优点：硬度合适、有弹性，能维持脊柱正常的生理弯曲度。
缺点：弹簧太硬会使身体产生压迫感，太软会引起脊柱弯曲变化。

睡姿的重要性

我国古代人就指出："睡侧而屈，觉正而伸。"意思就是侧卧时应身体微屈，髋、膝关节也保持放松的微屈姿势，仰卧时则伸展身体，同时伸直髋、膝关节。这样的睡姿才能使腰背肌处于松弛状态，预防或缓解肩、颈和腰痛。

图解肩颈脊柱消百病一学就会

● 运动与肩部健康

肩膀痛的时候，很多人也会在第一时间想到做运动。但是，不是所有的运动都是对肩部有好处的，错误的运动方法，非但不能治好我们的肩膀痛，还会带来反作用，让我们的肩膀受伤。下面我们就针对平时常见的几个运动小误区作个说明。

1 有反作用的运动

误区：让肩部肌肉紧张的动作，不仅不能缓解肩痛，反而会使疼痛加重。

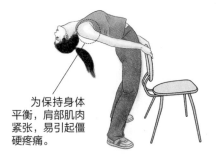

为保持身体平衡，肩部肌肉紧张，易引起僵硬疼痛。

纠正：动作舒缓一些，花同样的时间完成整个伸展、恢复、放松的循环。

2 做引体向上

误区：肩部疼痛时做引体向上、推杠铃等，可能会拉伤肌肉。

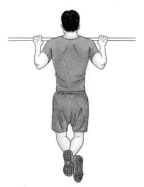

纠正：肩部有炎症疼痛时，最好做一些轻柔舒缓的活动。

3 做俯卧撑运动

误区：和引体向上一样，俯卧撑会让肩部承担全身的重量。

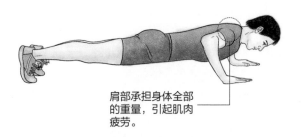

肩部承担身体全部的重量，引起肌肉疲劳。

纠正：根据自己的情况，从小幅度的运动开始，量力而行。

4 疼痛时马上运动

误区：剧烈疼痛时是有炎症了，马上剧烈运动会加重炎症。

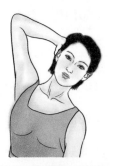

纠正：先热敷放松肌肉，缓解疼痛和炎症，疼痛减轻后再做运动。

(66) 关于肩部疾病，专家答疑解惑

问 如何用"毛巾运动法"治疗肩周炎？

答 双手分别握住毛巾或绳索的两端，并将毛巾或绳索放在身后。健侧手在上，患侧手在下，双手交替上下拉动毛巾（绳索），使肩关节做内收和外展运动，重复5～10次。然后，健侧手在下，患侧手在上，继续拉动毛巾做肩关节运动，重复5～10次。交替进行3～5次，每日2～3次。

问 如何用"晃肩法"治疗肩周炎？

答 患者站立，上身前倾，双臂自然下垂，双膝关节弯曲。左腿向前迈1步，双上臂向身体左侧晃肩；右腿向前迈1步，双上臂向身体右侧晃肩。左右晃肩交替进行，动作幅度逐渐加大。重复10～15次，每日1～2次。

问 如何用"云手法"治疗肩周炎？

答 患者站立，双腿分开，与肩同宽。左腿向前迈1步，左臂做顺时针旋转，同时右臂做逆时针旋转，并在身体前方交叉，即原地做太极拳中的"云手"动作。动作幅度由小渐大，重复10～15次，每日1～2次。

问 如何用"环绕法"治疗肩周炎？

答 患者站立，双肘关节屈曲，双手放在同侧肩部。双肩顺时针旋转5次，再逆时针旋转5次。然后，双肩先逆时针方向旋转，后顺时针方向旋转各5次。交替做5～10次，每日1～2次。

问 如何用"转体法"治疗肩周炎？

答 患者站立，双腿分开，与肩同宽。腰部左右旋转，同时带动双臂前后晃动。逐渐增加腰部旋转速度，以增加双臂晃动的幅度。在此基础上，腰部保持静止，两臂交替前后方晃动，晃动幅度和速度逐渐加大。反复做5～10次，每日1～2次。

问 如何用"展翅法"治疗肩周炎？

答 患者站立，双腿分开，与肩同宽，双臂自然下垂。双臂在身体两侧平举，并逐渐向上伸直双臂，维持1～2秒钟后，沿原路径恢复起始位置。动作的速度和幅度可逐渐增大。反复做10～15次，每日1～2次。

问 如何用"搭背法"治疗肩周炎？

答 患者站立，左手摸右肩，同时右手放在身后腰部，维持 1～2 秒钟后，双臂回原位。然后，改为右手摸左肩，左手放在身后腰部。交替进行 10～30 次，运动的速度和幅度可逐渐加大。

问 肩周炎患者运动时需要注意什么？

答 （1）做好充分的运动前准备。肩周炎的症状表现为疼痛和运动障碍。如果运动前准备不充分，运动时有可能出现肩部肌肉损伤，加重肩周炎的疼痛和粘连。因此，进行运动疗法前，一定要使患肩充分放松。具体可以通过肩部按摩或采用局部热敷等物理疗法，促进局部血液循环。

（2）运动后要注意保暖。运动疗法能够增强肩关节的供血，这时候如果受到外界寒冷因素的刺激，会使血管收缩，供血减少，软组织代谢变慢，进而影响治疗效果。因此，患者在运动结束后，应该继续做 10～20 分钟的热敷，穿好衣服，保持室内温度等。

每个人的身体素质不同，肩周炎的病程和病情也各不相同，所以运动治疗方法要根据患者的身体状况，选择适合的运动处方。治疗方法也应因人而异。在治疗中可以多尝试几种治疗方法，摸索出适合自己的运动方式。

问 如何判断治疗强度是否合适？

答 治疗时，应以患者出现一定程度的疼痛感，而且疼痛程度在患者能够忍受的范围内为宜。如果患者没有疼痛出现，说明治疗强度不够，应适当加大治疗强度。患者可以制定一个逐渐加大的治疗强度标准，切忌粗暴的锻炼，更不可强行被动地活动肩关节，以免使组织出现撕裂和出血等损伤，从而加重粘连。

问 在办公室工作如何预防肩周炎？

答 在办公室工作的人可以进行以下活动，预防肩周炎。

支撑扶手 —— 端坐在椅子上，双手扶住座椅两侧的扶手，伸直肘关节。双手做支撑运动，使臀部轻轻离开座椅面，维持 1～2 秒钟，恢复原位。重复做 5～10 次，每日随时进行。

握拳伸展 —— 背靠椅背，头部上仰。双手握拳，向身体前方伸出双臂，停留 1～2 秒钟后。继续上举双臂到头顶，停留 1～2 秒钟后。再将双臂分开，从身体两侧恢复起始位。重复做 5～10 次，每日 2～5 次。

摸肩胛骨 ———— 取坐位，左手放在背部，尽量去摸右侧肩胛骨部位，然后，用右手去摸左侧肩胛骨。重复做 10 ~ 20 次，每日可随时进行。

 体侧画圈 ———— 取坐位，双侧上肢交替在身体两侧画圈，肩关节完成"上举—外旋—后伸"运动，也可以只运动痛侧肩部。画圈可顺时针和逆时针方向交替，每日随时进行。

 前后动肩 ———— 取坐位，双手扶住办公座椅两侧扶手，身体前倾。双肩关节向身体后内方向运动，达到极限后，维持 1 ~ 2 秒钟，恢复原位。重复 10 ~ 20 次，每日随时进行。

 肩部绕环 ———— 取坐位，双手扶住办公座椅两侧扶手，双臂交替做顺时针和逆时针旋转。每次 1 ~ 3 分钟，每日随时进行。

 平举旋转 ———— 取坐位，双臂向前平举，身体向左侧旋转 90°。同时双臂平行向左侧旋转 90°，维持 1 ~ 2 秒钟，恢复原始位。左右交替进行，每次做 3 ~ 5 分钟，每日随时进行。

 身体悬空 ———— 站立在两个办公桌之间，双肘关节伸直，双手分别放在身体两侧办公桌面。双手撑住身体，同时双膝弯曲，使双脚离开地面，维持 1 ~ 2 秒钟。然后双脚踏地，双上臂放松。重复做 5 ~ 20 次，每日随时进行。

 支撑移动 ———— 站立，双臂与肩同宽，支撑在办公桌边缘。身体前倾，双脚慢慢后移，达到极限后，停留 1 ~ 2 秒钟。然后双脚逐渐前移，至身体恢复起始位。重复做 10 ~ 20 次，每日随时进行。

后伸下蹲 ———— 站立，背靠办公桌，双手支撑在办公桌的边缘。慢慢做下蹲动作，使双侧肩关节逐渐后伸。当出现肩关节疼痛感时，停止下蹲动作，维持 1 ~ 2 秒钟后起立。重复做 10 ~ 20 次，每日随时进行。

叉腰旋转

站立姿势,做弓箭步,一只手叉腰,另一只手握空拳放在腰部。做患侧肩关节旋转运动,顺时针旋转5~10次,再逆时针旋转5~10次,交替进行。做肩关节旋转时,身体尽量不要随肩关节的旋转而摆动。每次3~5分钟,每日做2~3次。

向后振臂

站立姿势,双臂自然下垂。双手握拳,肘关节伸直,双臂同时后伸,达到极限后,再用力向身后振臂,同时胸部向前挺出,重复做5~7次后恢复原位。然后,双臂平行上举过头顶,向身后振臂。重复5~10次后恢复原位,每日2~3次。

拉伸手臂

站立姿势,双手放在背部,健侧手拉住患侧腕部。逐渐用力,将患侧手向上、向后、向健侧拉动。达到极限并出现患侧肩关节疼痛后,再用力拉一下,瞬间放松。反复做10~15次,每日1~2次。

挺胸外展

或坐或站,双手在颈后交叉抱头。双手推头部向前,双肘向外、向后做肩关节外展运动,同时挺胸抬头。达到极限后,再用力外展一下,出现患侧肩关节疼痛感觉后,瞬间放松。反复做10~15次,每日1~2次。

提颈伸展

站立姿势,双臂自然下垂。右臂屈肘上提,越过头顶,右手抱住左侧颈部,同时左臂屈肘,左手背放在腰部。双臂到极限后,再同时向内上和外下用力,患肩出现疼痛后瞬间放松。然后,左臂上提按颈,右臂屈肘护腰,做同样运动。交替做5~10次,每日2~3次。

向后上举

或站或坐,双手十指交叉,手背向地面,双肘关节完全伸直,向身体前方缓慢抬起双臂,在身体前方抬平后停留2~3秒钟,继续上举至头顶上方,同时患者抬头,双目向上看双手。当双手达到极限后,双臂同时向身体后方用力运动,当患侧肩关节出现疼痛后,双臂沿原途径恢复原位。反复做5~10次,每日1~2次。

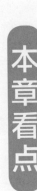
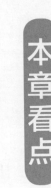

本章看点

- **肘关节的生理构造**
  肘关节由肱骨、尺骨和桡骨，及韧带、肌肉、关节囊组成

- **手掌的生理构造**
  由29块骨头、123条韧带、35条精密的肌肉组成

- **手肘病的类型**
  可分为骨骼疾病、韧带疾病、肌肉疾病和神经疾病等

- **肘部健康自我检测**
  以关节的直觉、活动度、弹响为标准

- **手部健康自我检测**
  以活动范围、灵活性和是否有疼痛、弹响为标准

- **手肘的衰老病变**
  衰老主要引起骨质增生、骨质疏松的骨骼变化

- **损伤手肘的生活习惯**
  包括单肩挎包，长时间使用手机、键盘、鼠标等

- **手肘受到意外伤害**
  一般会引起骨折、肌肉拉伤、韧带拉伤、关节脱位等

- **对手肘造成负担的工作**
  包括家庭主妇、司机、网球运动员、电脑操作员等

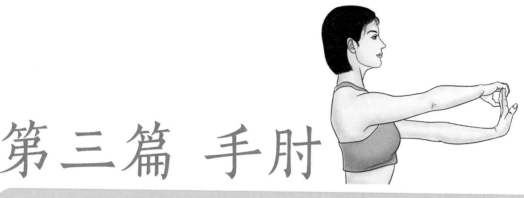

第三篇 手肘

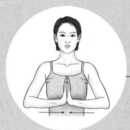

第一章
清楚认识你的手肘

　　肘关节，是连接我们的上臂和前臂的关节，由肱骨、尺骨以及桡骨和相应的关节囊、韧带及肌肉连接而成。手和腕则是由29块骨头、123条韧带、35条肌肉组成，并由48条神经支配。手和肘对我们的活动起到非常重要的作用。如果手肘出了问题，对我们生活的影响不可估量。

(67) 肘关节的生理构造

说起肘关节，我们都不陌生，它是连接我们的上臂和前臂的关节，在我们的活动中起到非常主要的作用。比如，我们要伸手去拿东西，用力拉绳子，端起杯子喝水，抬手接电话等等，都需要肘关节来帮忙。如果肘关节出了问题，我们的这些活动就都会受到影响。

肘关节主要由3块骨头组成，包括肱骨、尺骨和桡骨，并且由关节囊、韧带和肌肉连接而成。

◎ 组成肘关节的骨骼

1. 肱骨：属于上臂骨，较粗大。由上臂的各个肌肉包裹着。肱骨下端膨大，形成内外两侧的突起，分别称为内髁、外髁，很多前臂肌肉都附着于此。其中，肱骨内髁与尺骨近端的鹰嘴窝形成咬合关系，主要负责完成肘关节的伸屈活动；肱骨外髁与浅凹状的桡骨近端构成关节。

2. 尺骨：是前臂两根长骨中较细的一根，位于前臂内侧。上端是半月形关节面，与肱骨滑车相配合。我们在肘后部能摸到的突起是"鹰嘴"，其前下方接近尺骨粗隆的位置是冠突。尺骨在靠近腕骨的一侧能摸到的突起，就是尺骨茎突。

3. 桡骨：是前臂两根长骨中较粗的一根，上端是扁圆形的桡骨头，其上的凹陷为桡骨头凹，与肱骨小头相配合。桡骨头周围的关节面呈环状，与尺骨相配合。

◎ 肘关节韧带

肘关节的稳定性除了3个构成关节的骨骼之间的互相咬合，还有关节囊和韧带的维持。其中韧带的作用尤其重要，它像结实的绳索一样牢固地连接着骨骼，给关节提供足够的稳定性。

1. 肘关节囊：正面附着于肱骨冠突窝上边缘，两侧附着于肱骨内、外上髁。桡骨小头和尺骨冠突完全在关节腔内，而肱骨的内、外上髁却在关节囊外。

2. 尺侧副韧带：是扇形韧带，起于肱骨内上髁，共分3束。前束伸肘时紧张，后束屈肘时紧张，斜形束加深滑车切迹，避免屈曲时肘关节外移过度。

3. 桡侧副韧带：起自肱骨外上髁，呈扇形，向前下方散开，前束止于桡骨小头环状韧带，外侧束止于尺骨鹰嘴外侧缘及前方。能稳定肘关节外侧，防止桡骨小头向外脱位。

4. 桡骨环状韧带：由桡骨小头的坚强纤维构成，与尺骨的桡骨头切迹相配合，围成完整的环状，维持桡骨小头的位置和稳定。

肘关节结构剖析

　　肘关节由3个构成关节的骨骼，包括肱骨、尺骨和桡骨组成，并且由关节囊、韧带和肌肉连接而成，维持肘关节的稳定性。

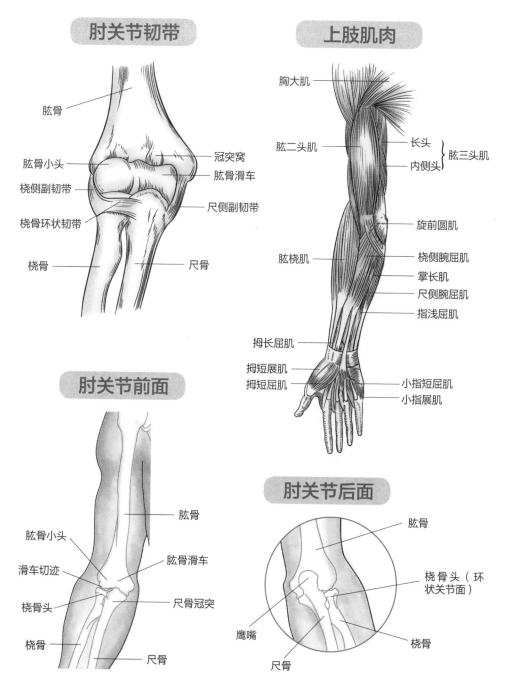

肘关节韧带

肱骨

肱骨小头
桡侧副韧带
桡骨环状韧带
桡骨

冠突窝
肱骨滑车
尺侧副韧带
尺骨

上肢肌肉

胸大肌

肱二头肌

长头
内侧头 } 肱三头肌

旋前圆肌

肱桡肌

桡侧腕屈肌
掌长肌
尺侧腕屈肌
指浅屈肌

拇长屈肌
拇短展肌
拇短屈肌

小指短屈肌
小指展肌

肘关节前面

肱骨

肱骨小头
滑车切迹
桡骨头
桡骨

肱骨滑车
尺骨冠突
尺骨

肘关节后面

肱骨

桡骨头（环状关节面）

鹰嘴

桡骨

尺骨

68 手掌的生理构造

我们和类人猿是近亲，每个人和类人猿的最大区别之一就是有灵活的双手。这双手让我们使用工具劳动，打造建筑，书写文字，制造机器，在人类的历史上创造出最辉煌的文明，这些都是双手的功劳。那么我们的双手到底是什么样的结构呢？

手和眼睛、大脑一起被认为是使人具有高度智慧的三大重要器官。每天，我们的手都在完成着各种复杂而灵活的动作，手可以抓东西，可以张开，可以握拳，可以弹手指，可以掐、捏、揉、按，这些功能让我们的手成了身体不可或缺的部分。

● 复杂的手

每只手都像一架精密的机器一样复杂，也是人体最复杂的部分。它由骨骼、肌肉、韧带和神经血管组成。手由 29 块骨头组成，这些骨头由 123 条韧带连接，被 35 条精密的肌肉牵引，由与大脑相连接的 48 条神经支配着这些肌肉，带动手掌的所有运动。整个手掌的营养由 30 多条动脉以及数以万计的小血管提供。

之所以说人手的结构特殊，是因为在哺乳动物中，人类手的活动范围和能力是独一无二的。我们的拇指和其他 4 个手指是相对的结构，这为我们的活动提供了极大的灵活性。其实，许多类人猿也能把自己的拇指和食指对合，但因为他们的手指不够灵活，而不能把拇指和中指、无名指以及小指对合。

● 组成手的骨骼

支撑手部结构的基础就是骨骼，就像高楼大厦里的钢筋水泥一样，手骨为手部的肌肉和韧带提供了附着的支点。手骨主要包括腕骨、掌骨和指骨。

1. 腕骨：分为远近两列，共有 8 块，近侧列为手舟骨、月骨、三角骨和豌豆骨，是由桡侧向尺侧排列的。远侧列是由大多角骨、小多角骨、头状骨和钩骨组成的。

2. 掌骨：共 5 块，掌骨属于长骨，和腕骨接近的一端称掌骨底，与指骨相近的一端称掌骨头。按照由桡侧向尺侧排列的顺序依次为第 1 到第 5 掌骨。

3. 指骨：共 14 块，拇指为 2 节，其余 4 个手指各有 3 节指骨，由手腕向指端依次为近节指骨、中节指骨和远节指骨。

● 手骨的连接

手骨的连接包括桡腕关节、腕骨间关节、腕掌关节、掌指及手指骨间关节。

1. 桡腕关节：属于椭圆关节，由桡骨下端与舟骨、月骨、三角骨的腕侧关节面咬合组成。做屈、伸、收、展以及环转运动，由于桡腕掌侧韧带较为坚韧，使此关节屈的幅度更

图解肩颈脊柱消百病一学就会

大，而后伸受到限制，外展的幅度比内收的小。

2. 腕骨间关节：其中近侧列腕骨间关节和远侧列腕骨间关节属平面关节，是由相邻接的腕骨间构成，只能微。腕横关节属于球窝关节，由近侧列和远侧列腕骨的骨端构成关节窝和关节头。

3. 腕掌关节：属于微动复关节。拇指腕掌关节是属于鞍状关节，有单独的关节囊，可做屈、伸、收、展、环转及对掌运动。此关节损伤将严重影响手的正常功能。

4. 掌指关节：由掌骨小头与近节指骨底构成。拇指掌指关节属于滑车关节，可完成屈伸运动，做微屈动作时，也可向侧方轻微运动。其余四指为球窝关节，可做屈、伸、收、展运动。

5. 指骨间关节：相邻两节指骨间的关节，共 9 个。属于滑车关节，关节囊松弛薄弱，前面及两侧面有韧带加强。只能进行屈伸运动，活动范围受到屈肌腱和韧带限制，伸的幅度比弯曲的小。

手掌的生理结构

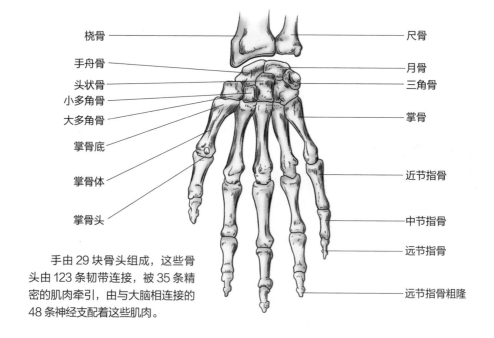

桡骨　　　　　　　　　　　　　　　尺骨
手舟骨　　　　　　　　　　　　　　月骨
头状骨　　　　　　　　　　　　　　三角骨
小多角骨
大多角骨　　　　　　　　　　　　　掌骨
掌骨底
掌骨体　　　　　　　　　　　　　　近节指骨
掌骨头　　　　　　　　　　　　　　中节指骨
　　　　　　　　　　　　　　　　　远节指骨
　　　　　　　　　　　　　　　　　远节指骨粗隆

手由 29 块骨头组成，这些骨头由 123 条韧带连接，被 35 条精密的肌肉牵引，由与大脑相连接的 48 条神经支配着这些肌肉。

⑥⑨ 手肘病的类型

我们已经知道除了肩关节，肘部和手部也是身体关节中活动最频繁的部位之一，我们手臂的弯曲和伸展都要依赖于肘关节，灵活的手指活动更离不开各个指骨、掌骨的连接。因此肘部和手部也是最易患病的部位。

● 肘部常见疾病速查

发生在肘部的疾病，除了我们熟知的"网球肘"和肘关节脱位，还有很多。按照病变发生的组织部分不同，这些疾病可分为骨骼疾病、韧带疾病、肌肉疾病和神经疾病等。轻者会使肘关节活动受限，严重的会让肘关节的功能完全丧失。

● 桡管综合征

病因：外伤引起的前臂损伤，形成的瘢痕和粘连位于桡神经易卡压的部位，发生神经卡压状况。也可由旋后肌管内的腱鞘囊肿和脂肪瘤、类风湿关节炎、病毒性神经炎等引起。

症状：主要表现为疼痛，为肘外侧钝痛感，可由骨间后神经向远端放射，也可由桡神经向近端放射。夜间疼痛尤其明显。指伸肌、拇伸肌力量减弱。

● 肘管综合征

病因：由肘管容积减小引起尺神经卡压引起的。常见的原因有肱骨内髁、外髁骨折、髁上骨折和桡骨头骨折后愈合不良、肘关节风湿或类风湿关节炎或肘外翻等先天性因素。

症状：肘内侧发生疼痛，可向下放射至上臂内侧或小指端，疼痛多表现为酸痛或刺痛。无名指、小指先有刺痛、烧灼感，知觉减弱，甚至发展到麻木。手部活动灵活性减弱、抓捏无力，小鱼际肌等肌肉发生萎缩，形成爪形手。

● 旋前圆肌综合征

病因：由正中神经近端受到压迫引起。正中神经位于旋前圆肌面，肱二头肌腱膜最内侧。旋前圆肌肥大，肱二头肌腱膜或指浅屈肌厚度增加，肌肉连接的纤维束异常等均可引发此病。

症状：前臂近端旋前圆肌区疼痛，向前旋转时疼痛加剧。向上放射至肘部、上臂，甚至牵涉颈部和腕部。手掌桡侧和桡侧3个半手指感觉麻木，反复的旋前运动可加重感觉丧失。手指灵活度下降，拇指和食指捏力减弱。

● 肘外翻

病因：最常见的原因是儿童肱骨内外髁骨折复位不及时或复位不良、肱骨外髁骨骺早闭或缺血性坏死及肘关节脱位未经复位或复位不良，还可见先天性肘外翻。

症状：肘部外观可见畸形，肘关节位于伸直位时肘部外翻角变大，能达到30°以上；

图解肩颈脊柱消百病一学就会

肘关节一般无明显的活动障碍；发展到晚期会由关节面损伤引起疼痛。外翻严重者，可出现尺神经炎，小指及无名指一半有刺痛和感觉障碍，手部内在肌无力萎缩。

● 臂丛神经损伤

病因：牵拉伤致伤、高速猛烈地撞击肩部和手臂部、切割伤或枪弹伤，或者锁骨骨折或肩锁部的挤压伤，也可由分娩时产程中牵拉或胎位异常所致。

症状：神经损伤早期，整个上肢逐渐出现麻痹，各关节丧失自主运动能力，但被动运动不受影响。由斜方肌支配的耸肩运动功能正常。除臂内侧部分区域有感觉外，其余部分感觉完全丧失。

● 肘关节脱位

病因：主要是由间接的暴力伤害所引起。最常见的是肘关节后脱位，一般在跌倒时发生，很容易同时有内髁、外髁撕脱性骨折。肘关节前脱位可由肘后直接遭受外力打击或肘部在屈曲位撞击地面等引起，一般软组织损伤较严重。还可见肘关节侧方脱位和肘关节分裂脱位。

症状：肘部能看到明显畸形，肘窝部膨起，肘后部凹陷，前臂变短，尺骨鹰嘴向后突起。关节弹性固定于120°～140°，保留很小的被动活动度。尺骨鹰嘴和肱骨内、外上髁的三点共线的关系被破坏。

● 桡骨头骨折

病因：容易发生在平地跌倒或体育运动时。跌倒时，在肩关节外展位以肘关节伸直的姿势用手掌着地，使肘关节形成外翻位，桡骨头撞击肱骨小头，引起骨折。有时还可能同时发生肱骨小头骨折或肱骨内上髁撕脱性骨折。

症状：肘关节活动功能严重障碍，肘关节外侧压痛，局限性肿胀明显。前臂向后旋转的功能明显受限。旋转患者前臂，可摸到桡骨头与骨干没有协同旋转。

● 肱骨外上髁炎

病因：由反复用力伸腕活动而引起，常见于泥瓦工、理发员、会计，以及其他从事单纯臂力伸缩工作的人。是附着于肱骨外上髁部的腕伸肌腱、筋膜受到牵拉而引起的慢性劳损性损伤。

症状：发病初期可在做某一动作时肘外侧疼痛，可通过休息缓解，逐渐发展为持续性疼痛，轻者手臂不能用力，重者提物时会突然"失力"。压痛点出现在肱骨外上髁部，可放射至桡侧伸肌腱总腱。有时前臂前旋或后旋时有局部疼痛。晨起时关节僵硬，阴雨天疼痛加重。

● 手部常见疾病速查

人的手部是由29块骨头、123条韧带和35条精密的肌肉组成。这样复杂的结构赋予了手部灵活的活动能力，同时其骨骼、肌肉的复杂性也使我们的手部更加脆弱，更容易在生活中受伤。

手指屈肌腱鞘炎

病因：由于手指经常屈伸活动，伸指肌腱和屈指肌腱与骨性纤维管之间，或指深、浅屈肌腱本身的相互摩擦；手掌握持硬物并用力，硬物与掌骨头挤压骨性纤维管，长期刺激引发骨性纤维管水肿、增厚，进而发生变性或钙化，使纤维管腔变窄，阻碍指屈肌腱活动。

症状：常见于拇指、中指和无名指。掌指关节掌侧局限性疼痛，手指活动范围受限。炎症加重后腱鞘狭窄加剧，受挤压的肌腱膨大呈葫芦状，膨大部分使手指停留在伸直或屈曲的动作，手指活动出现障碍。

尺管综合征

病因：主要可由腕三角韧带撕裂、豌豆骨或三角骨脱位、动脉血栓和动脉瘤以及尺神经损伤引起，这些损伤都可引起腕部尺神经卡压。还有瘢痕挛缩、占位性病变、神经瘤和肌肉异常等也会卡压尺神经，引起尺管综合征。

症状：表现为尺神经深支支配的手肌无力或瘫痪，感觉一般正常，如骨间肌和第3、4蚓状肌瘫痪，而无名指和小指的背侧皮肤感觉正常。如果病变累及尺神经浅支，还可表现为尺侧一个半手指感觉障碍。

下尺桡关节脱位

病因：腕部的扭挫伤、跌倒时手撑地面或忽然提起重物，都会使腕关节背屈、旋转的应力增加，而引起下尺桡关节脱位。若下尺桡背侧韧带断裂，可发生尺骨小头向背侧的半脱位或向掌侧半脱位，尺侧副韧带的牵拉还会引起尺骨茎突骨折。

症状：前臂旋前时尺骨小头向背侧或掌侧突出。下尺桡关节及尺骨茎突处出现局限性疼痛，可能有轻微肿胀。被动活动下尺桡关节时，有痛感和弹响，并明显比正常侧松弛。

指骨骨折

病因：是手部的常见疾病，可有各种不同类型的骨折，但多为直接暴力引起的开放性骨折，发生于手指的任何部位。

症状：指骨位置比较浅，骨折有明显的疼痛、肿胀和活动功能受限。可以看到手骨移位、畸形。近节指骨基底部关节内骨折包括压缩性骨折、副韧带撕裂和纵形劈裂骨折；远节指骨多发生粉碎性骨折，无明显移位；撕脱性骨折常见于远节指骨基底部背侧，呈明显的锤状指。

掌指骨结核

病因：掌、指骨结核系结核菌经血源途径传播而引起的。

症状：手部掌、指骨结核的症状一般局限在手掌部，不会出现明显的全身症状。早期表现为局部的轻微肿胀，最后肿胀加剧，疼痛也加重。若病灶转入皮下，可见皮肤发红、发暗。手掌软组织层较薄，脓肿容易破溃而形成窦道。

● 掌指关节脱位

病因：多见于拇指和食指，其他手指的发病比较少见。常见掌侧脱位，背侧脱位较少。一般是由于手指在过度伸展位，受到纵向施加的外力，使位于掌侧的指掌关节囊破裂，掌侧纤维板从膜部撕裂。掌骨头穿过关节囊，从屈指肌腱的一侧进入手部掌侧皮下。

症状：拇指和食指脱位后，指骨会移向背侧，掌骨头突向掌侧，可见关节过伸位畸形。食指还会有指间关节半屈曲畸形。出现局部肿胀、疼痛和功能障碍。

● 肩手综合征

病因：是脑卒中后常见的并发症。位于运动中枢前侧的血管运动中枢受到脑卒中的影响，造成血管运动神经麻痹，引发患肢的血管痉挛反应，末梢循环的血流量减少，阻碍局部组织的营养供应。局部出现水肿、疼痛，疼痛反过来会刺激末梢神经，造成血管运动性异常的恶性循环。

症状：患者常出现肩关节和手部肿痛、活动受限，还会伴有明显的皮色改变。早期症状是患手肿胀，运动受限明显，手指变粗，皮纹消失，皮肤变为粉红色或紫红色。手部做被动旋后动作时，腕背伸活动受限，手指间关节在伸展位屈曲受限、活动疼痛。

● 腕舟状骨骨折

病因：间接暴力是腕舟状骨骨折的最常见诱因。跌倒时手掌触地，手腕高度背屈，轻微桡偏，导致舟骨被切断。

症状：伤后出现局部肿胀，有疼痛感，腕关节活动受限，活动时疼痛加重。舟骨结节处有明显压痛。第2、第3掌骨头出现纵向叩击痛。

● 手部肌腱损伤

病因：主要由于外伤性因素引起，以切割伤最常见，常合并指神经损伤和骨折。

症状：肌腱在不同位置断裂，相应的关节部位失去活动能力，并可出现畸形。如指深屈肌腱断裂，远侧指间关节屈曲功能丧失；指深、浅屈肌腱均断裂，会出现远近侧指间关节屈曲功能均丧失。肌腱不完全断裂时，则关节仍能活动，但做抗阻力运动时会出现无力、疼痛。

(70) 肘部健康自我检测

在医学界，对于手肘健康有着一定的评判标准，称为"Cassebaum评分系统"。这个标准是基于肘部的活动范围而确定的。按照这个评分标准，我们就可以轻而易举地知道自己的肘关节是否是健康的。

● Cassebaum评分系统

定量肘关节的功能活动范围。

优：伸肘 15°，屈肘 130°；肘关节无症状。

良：伸肘 30°，屈肘 120°；肘关节无或有症状。

可：伸肘 40°，屈肘 90°~120°；肘关节有症状。

差：伸肘 40°，屈肘小于 90°。

此外，健康的肘部还应符合以下标准：

1. 屈伸、旋转灵活，活动不会在某个角度受阻。

2. 活动时，关节结合部位没有摩擦感、压迫感，无弹响。

3. 肘部周围肌肉有力，没有肿胀、疼痛或者无力感。

4. 关节部位感觉功能良好，无麻痹等知觉丧失的症状。

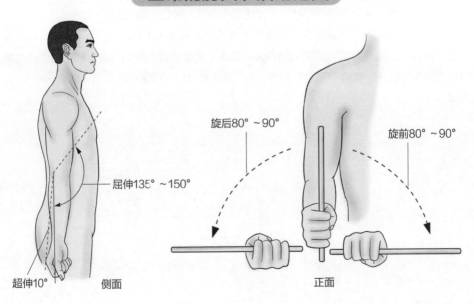

正常的肘关节活动范围

旋后80°~90°

旋前80°~90°

屈伸135°~150°

超伸10°   侧面

正面

㉑ 手部健康自我检测

我们会定期地去医院体检，给身体做检查，但我们往往会忽视我们每天工作都要依赖的手部健康。这里我们来关注一下我们的手部，看看以下一些检查手部健康的方法，只要几个简单的动作，我们就可以知道我们是不是拥有一双健康的手。

健康的手：手掌张开，五指能轻松伸直，关节无异常弯曲、肿大等畸形，无肌肉或韧带的疼痛感；知觉灵敏，无麻木感；各关节能自如弯曲，合握成拳状，关节无弹响，无摩擦感；向后弯曲时，关节无活动障碍，有一定的弯曲度。

手部健康检查四步法

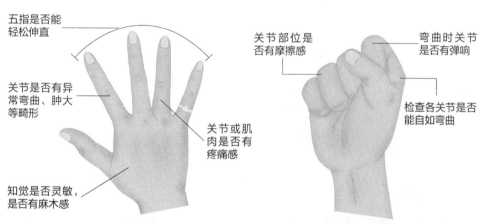

五指是否能
轻松伸直

关节是否有异
常弯曲、肿大
等畸形

知觉是否灵敏，
是否有麻木感

关节或肌
肉是否有
疼痛感

动作 1：手掌张开，五指伸直，
均匀分开。

关节部位是
否有摩擦感

弯曲时关节
是否有弹响

检查各关节是否
能自如弯曲

动作 2：五指弯曲、合拢、握拳。

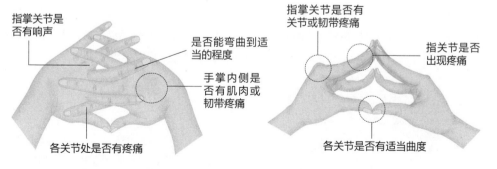

指掌关节是
否有响声

是否能弯曲到适
当的程度

手掌内侧是
否有肌肉或
韧带疼痛

各关节处是否有疼痛

动作 3：双手相对，五指交叉，
轻轻向手掌侧推出。

指掌关节是否有
关节或韧带疼痛

指关节是否
出现疼痛

各关节是否有适当曲度

动作 4：双手相对，五指稍用力
向中心挤压。

（72）手肘的衰老病变

　　和肩关节一样，手肘关节也会因衰老而产生各种病变，骨骼因钙质流失而变得疏松脆弱，关节因韧带老化和关节囊失去弹性而活动受限，因骨质增生而出现疼痛。这些疾病都是伴随着身体衰老的步伐而来的。

● 骨质增生

　　骨质增生是关节衰老最常见的一种疾病，在老年人身上有非常高的发病率。它的发病原因是在关节边缘生长出异常的骨质，形成骨刺，长时间刺激滑膜，使其发生肥厚等变化。进而出现骨破坏，引起继发性的骨质增生，最终导致关节变形，引起疼痛、活动受限甚至功能丧失。分原发性和继发性两种。

　　常见的是指端退行性病变，多在指间关节发病。症状是手背一侧出现结节，关节局部有轻度屈曲畸形，能感觉到明显的酸胀疼痛，关节活动受限。和类风湿性关节炎的症状很相似，但活动时有摩擦音。

中药治疗

　　益气养血方：黄芪桂枝五物汤加味。黄芪15克，赤芍各12克，桂枝10克，鹿角粉6克(分吞)，鸡血藤15克，生姜6克，红枣4枚。

　　活血化淤方：化淤通痹汤加味。当归18克，丹参30克，鸡血藤21克，制乳香、没药各9克，延胡索12克，葛根18克，透骨草21克，姜黄12克，穿山甲10克，地龙12克。

● 骨质疏松症

　　骨质疏松症是老年人中的常见病，而且多发于女性。据统计显示，45岁以上的女性，患有轻重不一的骨质疏松的人数占1/3；而75岁以上的女性，骨质疏松症的患病率高达90%以上。

　　人过中年之后，即使是不断地补充钙质，也不能阻挡钙质流失的脚步。最先出现的是血钙降低，之后骨骼中的钙质就会被溶解利用、排出，骨骼因缺少钙质而形成骨质疏松。骨质疏松症除了有骨痛、痉挛等症状外，还容易导致骨骼变脆，易发生骨折。

预防小提示

　　调节饮食结构，减少肉类、谷物、糖类、酒、鱼虾等酸性食物的摄入，多吃属于碱性食物的蔬菜水果。多进行户外运动，接受阳光照射，能帮助人体合成维生素D，利于钙的吸收，对预防骨质疏松症很有益处。

㉗ 损伤手肘的生活习惯

生活中对身体的很多伤害都是由习惯引起的，因此防微杜渐是很重要的。平时，我们可能会更多地关注腰腿、颈肩，而忽略了手部和肘部的保健。长时间地使用手机发短信，用单手肘部挎包，不正确地使用鼠标的姿势等等，都会损伤我们的手肘。

日常生活中，影响肘部健康的活动主要包括长时间的肘部用力、反复的屈肘活动或长时间压迫肘部等。而手部的损伤可由反复屈伸手指关节、长时间的手指用力对肌肉、肌腱和关节滑囊造成的损伤。以下是实际中生活中最常见的危害手肘健康的坏习惯。

用单手肘部挎包

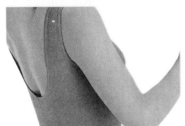

危害：用肘部挎包，会使手臂长时间处于屈肘的姿势，屈臂肌肉群紧张，关节背侧韧带始终处于拉伸状态，引起肌肉和韧带的疲劳；还会压迫关节囊，影响血液循环，容易引发关节损伤。

纠正：用手提挎包，或者改为有宽肩带的双肩背包。

长时间使用手机

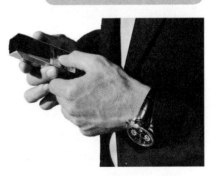

危害：手机的使用，主要依靠手指的力量，尤其是长时间按键，容易造成手部肌肉紧张，使控制拇指运动的屈肌腱和伸肌腱与腱鞘反复摩擦，导致肌腱和腱鞘发生炎症。

纠正：避免长时间发短信或用手机玩游戏，给手指充足的休息时间。

手肘支撑头部侧卧

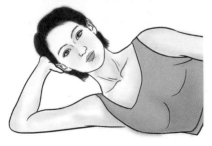

危害：这样的姿势不仅会伤害肩部还会对肘部施加压力，压迫肘部肌腱、韧带和关节囊，长时间拉伸外侧肌肉。还会引起血液循环不良，影响手臂和肘部供血，从而引发肘关节疾病。

纠正：可以用靠垫或靠枕代替手肘来支撑头部。

(74) 手肘受到意外伤害

腕关节和肘关节都是身体上比较突出的关节，在活动中始终处于暴露的位置，磕碰、牵拉或跌倒的猛烈撞击都很容易对这两个部位造成伤害。常见的外伤类型有骨折、脱位、韧带和肌肉拉伤甚至断裂等。

● 骨折

骨折，即骨骼的折断或断裂。一般是由于直接暴力或间接暴力作用于肢体所引起。按断骨是否刺破皮肉而与外界相通，可分为开放性骨折和闭合性骨折两种；如按骨折的程度，则可分为完全骨折、不完全骨折和粉碎性骨折；按照骨折的位置可分为骨干骨折和骨端骨折。当骨折发生后，最重要的步骤就是复位，只有良好的复位，骨折才有完全恢复的可能。

● 韧带拉伤

韧带是连接各骨块的结缔组织的索状物。锻炼中，在外力作用下使关节超出正常生理活动范围，容易使韧带部分拉伤或完全断裂。最容易发生在膝关节、手指关节和踝关节。韧带拉伤后，会出现局部肿胀、疼痛、压痛的症状，有的会有皮下出血，皮肤表面能看到青紫。如果治疗不当可转成慢性疾病，会造成遗留性功能障碍，且易发生再次损伤。

● 肌肉拉伤

肌肉拉伤一般发生在肌肉主动强烈地收缩或被动过度地拉长的过程中，造成肌肉的细微损伤、部分或完全断裂。肌肉拉伤部位会有剧痛，用手摸能感觉到由于肌肉紧张形成的条索状硬块，触摸时疼痛明显。局部可出现肿胀或皮下出血，活动严重受限。

处理方法是冷敷后，用绷带适当用力包扎损伤部位，防止出现肿胀。24～48 小时后拆除包扎。可辅助使用活血和消肿的外用药，并对损伤局部位做热敷或用较轻的手法进行按摩。

● 关节脱位

指由剧烈牵拉、撞击等外力因素引起的关节面脱离正常位置关系。一般多发生在肘关节、踝关节和肩关节。关节脱位后，可牵连关节囊、关节软骨、周围韧带和肌肉等组织受损，另外关节周围还会出现肿胀，甚至血肿。若复位不及时，血肿会发生机化，关节组织粘连，会引起一定程度的关节功能丧失。

⑦⑤ 对手肘造成负担的工作

　　手肘疾病和平时从事的工作有很大关系，如果工作中需要反复地屈伸手臂，或者手指进行长时间地反复精密操作等，都会对肘部和手部的肌肉、肌腱、韧带、关节囊等造成负担。因此，手肘病的发生具有和职业相关的特点。

　　常见手肘部疾病的职业有司机、网球运动员、打字员，以及家庭主妇。这些人的工作特点决定了他们患手肘疾病的概率与其他人群相比更大。

家庭主妇

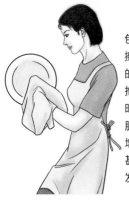

　　各种擦洗活动，包括洗碗、洗衣服、擦地等都需要反复的屈肘动作来完成。抱孩子会让手臂长时间负重，造成伸肌腱充血、撕裂、增生、形成瘢痕，甚至纤维化，还易发生"网球肘"。

司机

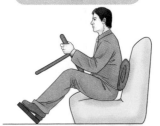

　　司机的工作要求他们必须持续地掌握方向盘，保持屈肘的姿势，因此手臂肌肉始终得不到放松，再加上夏季车内开空调，使其手臂更易受寒，还会引起风湿性关节炎。

网球运动员

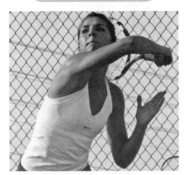

　　网球运动中，击网球时动作不正确、网球拍质量不合格、运动过量等原因会引起肌腱和软组织发生部分性纤维撕裂或损伤，或因摩擦造成骨膜创伤。同样，羽毛球和划船等运动也会损伤手肘。

电脑操作员

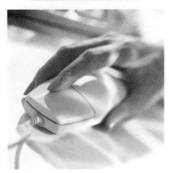

　　长时间操作电脑键盘和鼠标，不仅会危害肩部健康，还会因为手臂肌肉的紧张，使关节长时间处于屈位。手指的反复屈伸活动造成肌腱和腱鞘的损伤，还会引起"键盘腕"。

147

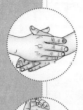

本章看点

● 内关穴
　肘臂疼痛消失了

● 神门穴
　让手腕活动更灵活

● 曲泽穴
　解除手臂痉挛抖动

● 列缺穴
　恢复腕关节的健康

● 少海穴
　麻木的手臂恢复知觉

● 曲池穴
　消除挛痛有高招

……

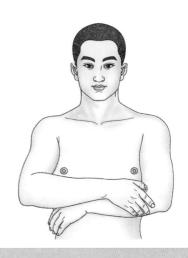

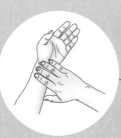

第二章
手肘保健自疗特效穴

手肘的疾病症状有很多种，除了骨折、肌肉拉断等外伤症状，还有肌肉僵硬酸痛、手臂痉挛、手腕活动失灵、手指屈伸不利、手臂疲劳无力、关节组织炎症等。在人体的经脉中有很多穴位针对这些症状有治疗效果，一般都分布在手臂上，只要进行简单的按摩就能帮助您从手肘疾病的痛苦中解脱出来。

⑦⑥ 内关穴 肘臂疼痛消失了

内关穴也是心包经上的重要穴位，是八脉交会穴之一，通于阴维脉，主治胃、心、心包疾患以及由情志失调、气机阻滞而引起的脏腑器官、肢体疾病。按摩这个穴位，对于肘臂的持续疼痛、呕吐不止、腹泻等具有良好的疗效。

● 主治功效

（1）长期按压这个穴位，能治疗手臂疼痛、头痛、眼睛充血、晕车、胸胁痛、上腹痛、腹泻、痛经等症状。

（2）长期按压这个穴位，对心绞痛、精神异常、风湿疼痛、胃痛、中风、哮喘、偏瘫、偏头痛、产后血晕、忧郁症，具有明显的改善和调理作用。

（3）长期按压这个穴位，还能够治疗失眠、心悸等。

● 精确取穴

在人体的前臂掌侧，从近手腕的横纹的中央，往上大约三指宽的中央部位。

● 按摩方法

①正坐，手平伸，掌心向上；②轻轻握拳，手腕后隐约可见两条筋；③用另外一只手轻轻握住手腕后，拇指弯曲，用指尖或指甲垂直掐按穴位，有酸、胀和微痛感；④先左后右，每天早晚两侧穴位各掐按1～3分钟。

精确取穴按摩

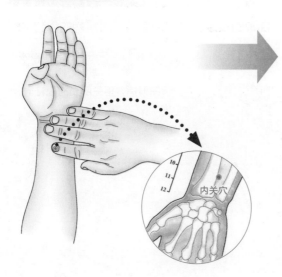

内关穴

1 取穴技巧

将右手中间三指并拢，无名指放在左手腕横纹上，这时右手食指和左手手腕交叉点的中点，就是内关穴。

2 配伍治疗

内关 + 三阴交 + 素髎 → 痛经
内关 + 外关 → 落枕

程度	指法	时间 / 分钟
重	拇指掐法	1～3

⑦⑦ 神门穴 让手腕活动更灵活

神门穴属于心经，心藏神，因此能够治疗神志方面的疾病。治疗此处穴位，能够打开心气的郁结，使抑郁的神志得以舒畅，使心神能够有所依附，所以名叫"神门穴"。此外，长期按摩还能缓解腕关节运动障碍，让手腕活动自如。

● 主治功效

（1）此处穴位具有宁心安神、行气通络的功效，主治心烦失眠，对神经衰弱也具有一定的疗效。

（2）长期按压此处穴位，对腕关节运动障碍、糖尿病、扁桃体炎、高血压等病症，具有很好的调理和保健功效。

（3）按压此处穴位，能够有效治疗心悸、心绞痛、多梦、健忘、失眠、心烦、便秘、食欲不振等疾患。

● 精确取穴

在手腕关节的手掌一侧，尺侧腕屈肌腱的桡侧凹陷处。

● 按摩方法

①正坐，伸手、仰掌，屈肘向上约45°，在无名指和小指掌侧的外方；②用另一只手的四指握住手腕，拇指弯曲，用指尖垂直掐按豆骨下、尺骨端的穴位凹陷处，有酸胀和痛感；③先左后右，每天早晚两穴位各掐按1次，每次掐按3～5分钟。

精确取穴按摩

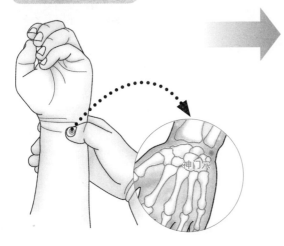

神门穴

1 取穴技巧

正坐，伸手、仰掌，屈肘向上约45°，在无名指与小指掌侧外方，用另一手四指握住手腕，弯曲拇指，指尖所到的豆骨下、尺骨端凹陷处即是。

2 配伍治疗

神门＋支正→健忘、失眠
神门＋大椎＋丰隆→癫狂

程度	指法	时间／分钟
适度	拇指掐法	3～5

（78）曲泽穴 解除手臂痉挛抖动

中医典籍是这样描述曲泽穴的作用的："治心痛，善惊身热，烦渴口干，逆气呕血，风疹，臂肘手腕善动摇。"曲泽穴具有护肝的功效，对于痉挛性肌肉收缩、手足抽搐、心胸烦热、头晕脑胀、呕吐等症状非常有效。

● 主治功效

（1）按摩此穴位对肘臂手腕处不自主的抖动和痉挛、心痛、身热、烦渴口干、风疹都具有一定疗效。

（2）按摩此穴位可以清烦热，对心神昏乱、心悸、心肌炎、中暑等症状均有疗效。

（3）长期按摩，能够治疗胃痛、呕吐、泄泻、急性肠胃炎等疾病。

● 精确取穴

仰掌屈肘，在肘横纹、肱二头肌腱尺侧凹陷处。

● 按摩方法

①正坐伸肘，掌心向上，微屈约45°；②用另一手轻轻握住肘尖，四指在外，拇指弯曲，用指尖垂直按压穴位，有酸、胀、痛感；③每天早晚左右穴位各按压1次，每次按压1～3分钟。

精确取穴按摩

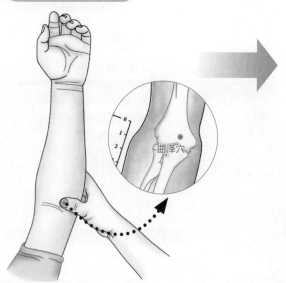

曲泽穴

1 取穴技巧

正坐伸肘，掌心向上，微屈约45°，以另一手轻握肘尖，四指在外，弯曲拇指，用指尖垂直按压穴位即是。

2 配伍治疗

曲泽＋神门＋鱼际→呕血
曲泽＋内关＋大陵→心胸痛

程度	指法	时间 / 分钟
重	拇指压法	1～3

(79) 列缺穴 恢复腕关节的健康

列缺穴可用来辨证虚实。脉气实的时候，此穴会呈肿块或隆起状态；脉气虚时，便会有陷下的现象。各种头痛、头晕、目眩或是兼有咳嗽、咽喉肿痛、腕关节肌炎等病症的人，按压列缺穴都有很好的治疗功效。

● 主治功效

（1）主治头部、颈项各种疾病，对任何热病均具有良好的退热效果。

（2）经常掐按此穴，对于神经性头痛、落枕、腕关节及周围软组织疾患、咳嗽等病症，有很好的疗效。

（3）还可以调理改善健忘、三叉神经痛、面神经麻痹、食管痉挛、半身不遂等症。

● 精确取穴

在桡骨茎突的上方，腕横纹上 1.5 寸处，即左右两手虎口相互交叉时，当一手的食指压在另一手腕后桡骨茎突上之小凹窝处，约距腕关节 1.5 寸处。

● 按摩方法

①两只手的拇指张开，左右两手的虎口接合成交叉形；②右手食指压在左手的桡骨茎状突起的上部，食指指尖到达的地方；③用食指的指腹揉按，或者用食指的指尖掐按；④先左手后右手，每次各揉（掐）按 1 ~ 3 分钟。

精确取穴按摩

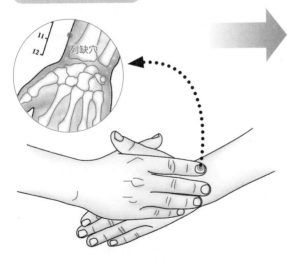

列缺穴

1 取穴技巧

两手之拇指张开，两虎口接合呈交叉形。再用右手食指压在左手之桡骨茎状突起之上部，食指指尖到达之处即是。

2 配伍治疗

列缺 + 风池 + 风门 → 头痛

列缺 + 照海 → 咽喉疼痛

程度	指法	时间 / 分钟
适度	食指揉法	1 ~ 3

⑧⓪ 少海穴 麻木的手臂恢复知觉

少海穴，又名"曲节穴"。按摩它有宁神通络的作用，不论是由冷热症状引起的牙齿疼痛，还是头颈不能回转，手肘、前臂、肋部等部位发生的痉挛、疼痛、麻木，都可以通过按压少海穴起到很好的止痛和保健的作用。

● **主治功效**

（1）具有宁神通络的作用，主要治疗神经衰弱、头痛目眩、心痛、牙痛、肋间神经痛等。

（2）长期按压此处穴位，对于前臂麻木、肘关节痛、肘关节周围软组织疾患、臂麻手颤、肘臂挛痛等症状，具有良好的调理和保健作用。

（3）现在常利用此穴位治疗癔症、精神分裂症、尺神经麻痹等。

● **精确取穴**

位于人体肘横纹内侧端与肱骨内上髁连线的中点的凹陷处。

● **按摩方法**

①正坐、抬手，手肘略屈，手掌向上；②用一只手轻握另一只手的肘尖，四指在外，用拇指的指腹按压肘尖的内下侧、肘横纹内侧端的凹陷处，有酸痛感；③用同样的方法按压另一侧穴位；④每天早晚左右两穴各按压1次，每次按压1~3分钟。

精确取穴按摩

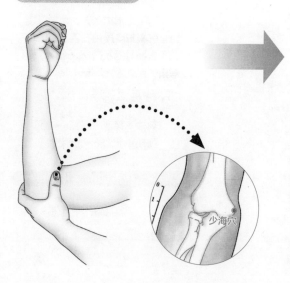

少海穴

1 取穴技巧

正坐、抬手，手肘略屈，手掌向上，用另一只手轻握肘尖，四指在外，拇指指腹所在的肘尖之内下侧、肘横纹内侧端凹陷处即是。

2 配伍治疗

少海＋曲池→肘臂挛痛
少海＋后溪→手颤、肘臂疼痛

程度	指法	时间／分钟
适度	拇指压法	1～3

81 曲池穴 消除挛痛有高招

曲池穴，又名"阳泽穴"，中医典籍中对其功效的描述为："主治中风，手挛筋急，风痹疟疾，先寒后热等症。"按摩此穴位，能转化脾土之热，燥化大肠经湿热，除了能治疗肠道疾病和皮肤病症，还能解除手肘筋脉疼挛。

● 主治功效

（1）对于手肘筋脉挛痛、大肠功能障碍、肠炎、肚腹绞痛有很好的保健调理效果。

（2）清热解毒、凉血润燥，治疗皮肤过敏、奇痒难忍，或是被蚊虫叮咬而致的红肿。

（3）还能治疗结膜炎、眼睑炎、荨麻疹、湿疹、齿槽出血、甲状腺肿大等疾病。

● 精确取穴

屈肘成直角，在肘横纹外侧端与肱骨外上髁连线中点处即是。

● 按摩方法

①正坐，轻抬左臂，屈肘（手臂伸直，就找不到穴位，读者不妨一试）；②用右手轻握左手肘下，弯曲拇指以指腹垂直掐按，有酸痛感；③每次掐按先左手，后右手；④每天早晚各1次，每次掐按1～3分钟。

精确取穴按摩

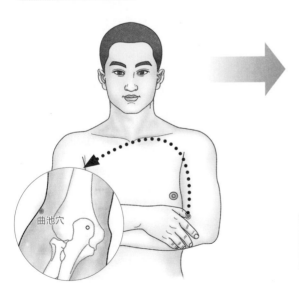

曲池穴

1 取穴技巧

正坐，轻抬左臂，屈肘，将手肘内弯时用另一手拇指下压此处凹陷处即是。

2 配伍治疗

曲池＋谷穴＋外关➡感冒发热

曲池＋肩髃＋外关➡上肢痿痹

程度	指法	时间 / 分钟
适度	拇指掐法	1～3

82 经渠穴 手腕再也不痛了

经渠穴属于手太阴肺经上的穴位，是肺经经水流通的渠道。《资生经》中云"治足心痛"，也就是说它能医治脚心的疼痛。经常按摩此穴，有宣肺利咽、降逆平喘的作用，还能缓解胸痛和手腕痛。

● 主治功效

（1）对咳嗽、喉痹、咽喉肿痛，具有良好的治疗效果。

（2）按摩这个穴位，还对于胸痛、手腕痛也有很好的治疗效果。

（3）长期按摩，对精神神经系统的疾病，如膈肌痉挛、食道痉挛、桡神经痛或麻痹等，也有一定的疗效。

● 精确取穴

位于前臂掌侧，腕横纹上 1 寸，桡动脉外侧，正当桡侧腕屈肌腱外侧。

● 按摩方法

①伸出一手，掌心向上，用另一手给此手把脉；②中指指腹按压其所在之处，稍微用力，会有轻微的酸胀感；③用中指指腹揉按左右两穴，每次各 1 ~ 3 分钟。

精确取穴按摩

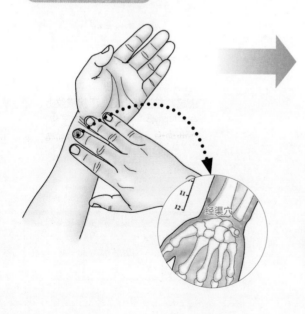

经渠穴

1 取穴技巧

伸出左手，掌心向上，用右手给左手把脉，中指指端所在位置即是。

2 配伍治疗

经渠＋肺俞＋尺泽→咳嗽

程度	指法	时间 / 分钟
适度	中指揉法	1 ~ 3

图解肩颈脊柱消百病一学就会

83 阳溪穴 对手腕肩臂都有效

阳溪穴在手腕背侧的横纹前，两筋的凹陷中，形似小溪，而其穴属于阳经，因而得名"阳溪"。《千金方》曰："主臂腕外侧痛不举。"频繁使用电脑，导致手腕疼痛不已，按摩阳溪穴就可以治好我们疼痛的手腕。

● 主治功效

（1）阳溪穴有疏通气血、通经散淤的功能，对于头痛、耳鸣、耳聋、扁桃体炎、牙齿痛、结膜炎、寒热疟疾等症有效。

（2）对于手腕痛、肩臂不举、小儿消化不良等病症，长期按压会有很好的调理保健效果。

（3）现代中医临床上常利用此穴治疗腱鞘炎、中风半身不遂、腕关节及其周围软组织疾患等。

● 精确取穴

手掌侧放，跷起拇指，在手腕背侧，腕横纹两筋间凹陷处。

● 按摩方法

①将手掌侧放，拇指伸直向上跷起，在腕背的桡侧，手腕横纹上有一凹陷处；②用另一只手轻握手背，拇指弯曲，用指甲垂直掐按穴位，会产生颇为酸胀的感觉；③分别掐按左右手，每次各掐按1～3分钟。

精确取穴按摩

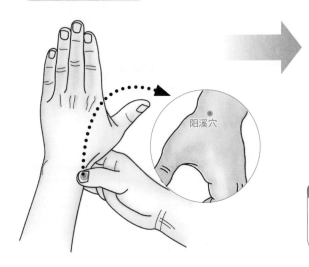

1 取穴技巧

将手掌侧放，拇指伸直向上跷起，在腕背桡侧，手腕横纹上有一凹陷处，用另一手轻握手背，弯曲拇指，用指甲垂直下按即是该穴。

2 配伍治疗

阳溪＋列缺→腕部腱鞘病

程度	指法	时间／分钟
重	拇指掐法	1～3

84 劳宫穴 让手掌不再汗津津

又称"掌中穴"。手指麻木，手掌经常出汗的人，可以点按此穴位，能让手指恢复知觉，保持干燥。此外，只要稍微用力按压劳宫穴，就能帮手掌快速止痒。经常点压劳宫穴，还能够控制血压，并使血压逐渐恢复正常。

● 主治功效

（1）能够治疗各种瘙痒症状，尤其是手掌痒，比如鹅掌风。

（2）长期按压这个穴位，对于手掌多汗症、手指麻木、中风昏迷、中暑、心绞痛、呕吐、口疮、口臭、癔症、精神病等，具有很好的调理和保健效果。

● 精确取穴

在第2、第3掌骨之间，掌心横纹中，握拳时，当中指指尖所点之处。

● 按摩方法

①正坐，手平伸，肘微屈约45°，手掌心向上；②轻轻握掌，中指指尖所指的掌心部位即是该穴；③用另一手轻握，四指放在手背，拇指弯曲，用指尖垂直掐按穴位，有刺痛感；④先左后右，每天早晚两穴位各掐按1次，每次1～3分钟。

精确取穴按摩

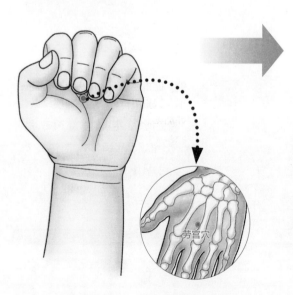

劳宫穴

1 取穴技巧

手平伸，肘微屈约45°，掌心向上，轻握掌，屈向掌心，中指指尖所对应的掌心位置即是劳宫穴。

2 配伍治疗

劳宫＋水沟＋十宣＋曲泽＋委中→中暑昏迷

劳宫＋金津＋玉液＋内庭→口臭

程度	指法	时间／分钟
重	拇指掐法	1～3

85 阳池穴 腕痛无力的解救方法

刺激阳池穴，可以使血液循环迅速得以畅通，并且平衡体内激素的分泌，让身体变得暖和，从而消除体寒引起的多种症状。这个穴位能够有效治疗女性身体发冷、腰寒、肩臂不举、腕痛等疾患。

● 主治功效

（1）此穴位能治妊娠呕吐、女性汗毛过长。

（2）按摩此穴，对腕关节及周围软组织风湿等疾患，腕痛无力、肩臂痛不能举等症状具有疗效。

（3）此穴能治疗耳鸣、耳聋、眼睛红肿、咽喉肿痛。

● 精确取穴

在人体的手腕部位，即腕背横纹上，前对中指和无名指的指缝。

● 按摩方法

①正坐或者仰卧，手平伸，屈肘向内，翻掌，掌心向下；②用另一只手轻握手腕处，四指在下，拇指在上；③拇指弯曲，用指尖垂直按揉手背腕横纹中点的穴位，有酸、痛感；④先左后右，每天早晚各按揉1次，每次按揉1～3分钟。

精确取穴按摩

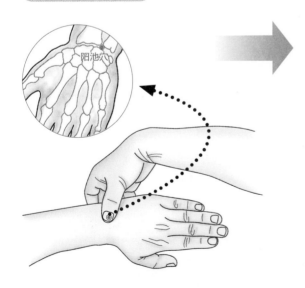

阳池穴

1 取穴技巧

正坐，手平伸，屈肘向内，翻掌，掌心向下，用另一手轻握手腕处，四指在下，拇指在上，弯曲拇指，以指尖垂直按手腕背横纹中点处即是。

2 配伍治疗

阳池＋外关＋曲池→前臂疼痛、麻木

程度	指法	时间／分钟
重	拇指按法	1～3

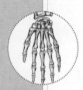

本章看点

- 手肘受伤的处理方法
  包括包扎法、骨折复位的折顶法、夹板固定法
- 前臂双骨折
  大力撞击引起的骨折
- 肘关节扭伤
  运动中最应该预防的伤害
- "网球肘"
  运动过度损伤了肘部
  ……

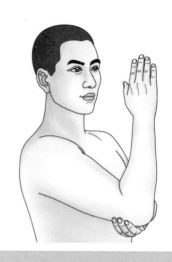

第三章

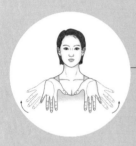

手肘保健，还你灵活的肘腕指

手肘疾病和受伤，比如骨折、扭伤、"网球肘"、滑囊炎、"手机指""键盘腕""手机肘"等，都会严重影响其功能，给你带来痛苦和生活的不便。如果治疗不及时，不仅创伤愈合受到影响，还可能形成瘢痕、粘连等后遗症。这里为你介绍一些治疗和预防方法，重在治病于未病，呵护你的手肘。

(86) 手肘受伤的处理方法

手肘受伤会严重影响我们的活动，如果治疗不及时，不仅创伤愈合受到影响，还可能形成瘢痕、粘连等后遗症。可是，手肘受伤时怎样及时而正确地救治呢？外伤包扎的方法有哪些呢？愈合后的功能恢复又该怎样进行呢？

◉ 手肘外伤包扎法

遇到手部外伤时，我们应该想到的第一点就是包扎。包扎是外伤现场处理的重要应急措施之一。及时正确的包扎，不仅能够止血、保护伤口、减少疼痛，还能减少感染和病情恶化。相反，不正确的包扎方法不仅不能起到救治的作用，还可能导致出血增加、引发或加重感染，甚至造成新的伤害，留下后遗症。

那么，手部、腕部、肘部受伤后分别该如何正确包扎呢？

手部包扎法

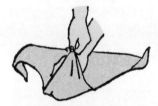

手指对向三角巾的顶角，将手掌或手背平放于三角巾的中部，底边横放于腕部。

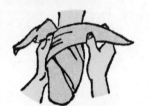

将顶角折回覆盖手背，两底角在手背或手掌交叉。

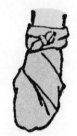

两角牵回，围绕腕部打结，保证不松动即可。

腕部包扎法

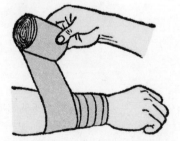

采用螺旋形包扎，先用绷带环行绕扎2～3圈，再将绷带向上卷，每卷1圈都盖着前1圈的1/3至2/3。

肘部包扎法

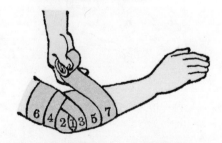

绷带做环形重叠缠绕。为了使绷带固定，不致滑脱，可将第1圈稍斜，第2、3圈环行，并把斜出圈外的角折回到圈里，再重叠绕扎。结尾时，可用别针或胶布，或将尾部剪开打结等方式固定。

● 骨折的急救原则

1. 现场止血，没有止血带可用身边的各种相似材料代替，捆绑患肢。

2. 进行初步固定，可用木棍、直尺等日常物品代替夹板，防止因骨折部位移动而对周围的肌肉、韧带造成更大的损伤。

3. 预防感染，用消毒纱布或清洁布块覆盖创口，同时应用必要的药物。

● 骨折复位的方法

正确的复位是治疗骨折的首要步骤，骨折对位越好，断端也越稳定，患者也能及早地进行功能锻炼。虽然各个部位骨折的复位方法不同，但除了某些病例需要牵引复位和手术复位外，一般均可用手法复位。

手摸：在对骨折进行复位前，用手仔细触摸骨折端。先轻后重，由浅入深，从远到近，并可与健康肢体做比较，全面了解骨折的局部情况，明确骨折的类型（完全、不完全或粉碎性骨折）以及移位的情况（前后重叠、左右侧方或成角移位），然后根据具体情况确定复位的方法和步骤。

拔伸牵引：用于有重叠移位的骨折，是最重要、最基本的方法。在他人的配合下，分别握住骨折的远近两端并进行对抗牵引，使重叠的骨折端拉开，为其他手法做好准备。

旋转屈伸：用于有旋转或成角移位的骨折，尤其在关节附近的骨折，往往需用该方法复位。在牵引下将骨折的远端旋转、屈伸，放于一定的位置，使骨折的远近两端恢复在同一轴线上。

端提挤按：用于有侧方移位的骨折。两手分别握骨折两端，凡突起者予以挤按；凡凹陷者予以端提，达到两断端平整的目的。

夹挤分骨：用于两骨并列部位的双骨折（尺桡骨）。

折顶法：在肌肉较丰富的部位或横断骨折重叠移位较多，单靠拔伸牵引不能达到复位的目的，应使用折顶法。

骨折复位的折顶法

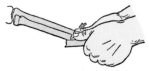 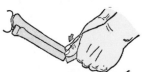 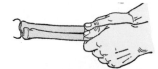

以两拇指并列抵压骨折突出的一端，以两手其余四指重叠环抱骨折下陷的一端。

在牵引下，两拇指用力挤按突出的骨端，并使骨折处的成角加大，达到将骨折两端挤按相接。

再突然用环抱的四指将下陷的骨端猛向上提，进行反折，同时拇指继续推突出的骨端，这样便能纠正移位畸形。

按摩推拿：骨折复位后，对骨折周围的软组织（肌肉、肌腱），沿着它本来分布的方向，由上而下推拿按摩，达到散淤舒筋的目的。

● 骨折的固定方法

骨折复位后，必须给予固定。一般可在局部敷药后，放置压垫和木制夹板，最后用布带捆扎。通过这样的外固定形式，可在骨折部位形成一定的挤压作用，不仅可以使骨折端保持在整复后的位置上，而且通过有节制的功能锻炼，利用肌肉收缩时所产生的力量，在外固定的控制下，使轻度的成角或侧方移位得到继续的矫正。

夹板：不同部位应采用不同形状及具有足够长度和厚度的夹板。常用的以柳木夹板为最好，亦可用其他的木材如榆木或较厚的硬纸板、竹片等制作。

压垫：选用质地柔韧、有一定形状和支持力、能吸水的毛边纸制成。将压垫放在骨折肢体的固定部位，夹板的压力便通过压垫作用于肢体，成为防止和矫正骨折成角及侧方移位的有效固定力。

压垫的厚薄、大小要恰当。太厚太大，易压伤皮肤，反而使固定不稳定；太薄太小，压力不足，起不到固定作用。

扎带：用 1.5 ~ 2 厘米宽的双层布带四条。扎捆的松紧一般以扎带捆扎后能在夹板上左右移动 1 厘米为标准，太紧易压伤肢体，太松不能起到固定的作用。

● 悬臂带制作方法

悬臂带是在手臂受伤后用于固定手臂的工具，按照悬臂带制作方法的不同，可分为大悬臂带和小悬臂带。

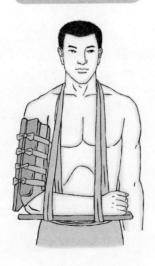

夹板固定方法

内外成角不大者可采用两点直接加压方法。对侧方移位较多、成角显著者，常可用三点纸垫挤压原理，以使骨折达到复位。

纸压垫不宜过厚，尤其是梯形垫，厚度要适中，以防皮肤受压。纸压垫的放置位置一定要避开桡神经沟。上 1/3 骨折要封肩固定，下 1/3 骨折要封肘固定。

固定后肘关节屈曲 90°，前臂中立位，以木托或铁丝托将前臂悬吊于胸前。

● 受伤后的恢复活动

复位及固定，为骨折愈合创造了有利条件。要使骨折加速愈合，还必须进行合理的有控制的功能锻炼。在整个骨折治疗过程中应贯彻"动静结合"原则，否则长期固定，会引起肢体肌肉萎缩、关节强硬、粘连、骨质疏松等现象。功能锻炼不仅能促进局部及全身血液循环，同时还能增加肌肉对骨折面的纵向收缩压力，有利于骨折的愈合。

大悬臂带

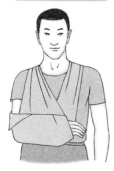

将三角巾平放在胸部，顶角向患臂的肘尖，屈肘呈 90°，把前臂放在三角巾上，然后提起三角巾下端，兜住前臂，并将两底角越过颈部，在颈后打结，顶角包住肘部。

小悬臂带

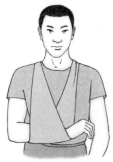

将三角巾折成带子，在前臂的下部兜起，并在颈后打结。

上肢骨折功能锻炼

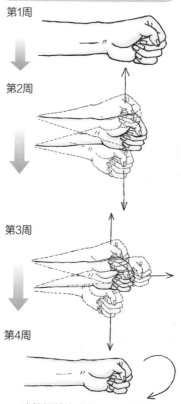

第1周

第2周

第3周

第4周

功能锻炼应由轻到重，由小到大，循序渐进。

受伤后恢复活动的步骤

第1周：握拳，以前臂肌肉收缩为主。

第2周：握拳，同时做肘关节屈伸活动。

第3周：除上述两动作之外再加肩部的回旋、前屈、后伸等动作。

第4周：运动幅度加大，包括前臂旋转活动。

（87）前臂双骨折 大力撞击引起的骨折

前臂骨由尺骨、桡骨组成，两骨之间有骨间膜。尺桡骨双骨折常见于幼儿及青少年，大多是由直接暴力的打击或间接暴力如跌倒时手着地所引起。常见类型有青枝骨折、横断形骨折、螺旋形骨折、粉碎多段形骨折四种。

前臂是由尺骨、桡骨组成的。尺骨和桡骨的上端构成上尺桡关节，与肱骨下端共同构成肘关节；下端组成下尺桡关节，桡骨的下关节面和腕骨共同构成腕关节。尺骨和桡骨同时发生的骨折，就是前臂双骨折。

◉ 发病原因

1. 直接暴力，受到重物打击或者机器、车轮的直接扎压，或砍伤，使尺骨、桡骨的同一平面发生横断型或粉碎性骨折，常伴有不同程度的肌肉、肌腱断裂，神经血管损伤等软组织损伤。

2. 跌倒时手掌着地，冲击力沿腕关节向上传导，由于桡骨负重较大，一般首先发生桡骨骨折，若撞击力很大，还会引起低位尺骨斜形骨折。

3. 跌倒手掌着地时，若前臂发生同时旋转，则不同平面的尺骨和桡骨会发生螺旋形折或斜形骨折，常见低位桡骨骨折和高位尺骨骨折。

◉ 症状表现

1. 局部有肿胀、青紫、明显疼痛和压痛。
2. 会出现缩短或成角畸形，有时产生假关节活动及骨擦音。
3. 患伤肢体活动功能丧失，活动时局部疼痛加重，尤其做旋转活动时更痛。

◉ 骨折类型

青枝骨折：因幼儿、少年的骨质弹性较大，损伤时易发生不完全骨折，骨膜未破坏。一般属于稳定骨折，通常不需要采用手术治疗法。

横断形骨折：多由直接打击所致，有时还可为粉碎性，骨折线在同一平面上。

螺旋形骨折：由扭转暴力引起，骨折线常在一个斜面上，尺骨在内上方、桡骨在外下方断裂。

粉碎多段形骨折：多因复杂暴力所致，骨质在两处以上发生断裂，由于骨间膜破坏，骨折段可以产生异向分离。

前臂双骨折恢复的功能锻炼

握拳

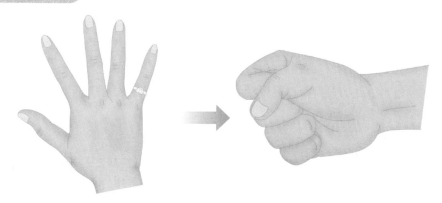

　　握拳时，尽量用力伸屈手指。待手部肿胀基本消退之后，可在握紧拳头的同时开始做适当的肘关节活动。

小云手

患侧的腿向前跨半步，患侧握拳，健侧手托住受伤侧手腕，使患臂斜向健侧的前外方伸出。患侧膝伸直，健侧膝弯曲。	健侧的腿向前跨半步，健侧握拳，患侧手托住健侧手腕，使健臂斜向患侧的前外方伸出。健侧膝伸直，患侧膝弯曲。	可随着骨折的恢复，逐渐加大肩、肘关节的活动范围。每天坚持，直到骨折愈合。

反转手

　　去除夹板以后，可以进行反转手锻炼，帮助前臂恢复旋转功能。

下肢做出弓箭步，肘关节屈曲，前臂旋后位，手指伸直。以健肢带动患侧臂做旋转运动。	由腋后向前方伸出，外展内旋，从背后收回腋下。前臂完成"旋后位—旋前位—旋后位"的过程。	下肢配合上肢的动作，迈左腿时出右手、收左手，迈右腿出左手、收右手。

(88) 肘关节扭伤 运动中最应该预防的伤害

肘关节扭挫伤是肘关节损伤中常见的一种，多在劳动、运动、玩耍时发生，属于肘关节闭合性损伤。超过正常活动范围的肘关节运动，均可引起关节内、外软组织损伤。常见的有桡侧副韧带、肘关节尺侧副韧带撕裂，肱二头肌腱或关节囊部分撕裂等。

很多运动都会造成肘关节扭挫伤，均可引起关节内、外软组织损伤。常见的有桡侧副韧带、肘关节尺侧副韧带撕裂，肱二头肌腱或关节囊部分撕裂等，有时撕裂程度较大，会严重影响肘部的活动功能。

● 发病原因

直接猛烈撞击等暴力可造成肘关节软组织挫伤，如跌扑滑倒时用手掌撑地，撞击力可使伸直的肘关节过度外展或扭转，而引起肘关节扭伤。发生的软组织损伤中以桡侧韧带损伤最为常见，而后侧损伤较少。

肘关节扭伤、挫伤严重时，如果伤后固定不当或未固定，或继续反复按摩，都会引起受伤部位血肿的扩大。这种血肿包括骨膜下血肿和软组织内血肿，血肿机化时，易导致关节周围组织的钙化、骨化，引起骨化性肌炎。

● 症状表现

1. 肘关节固定于半屈伸位，关节活动明显受限。

2. 起初肘部疼痛肿胀，活动无力。常因关节内积液或肱桡关节后滑膜囊肿胀而致使伸肘时尺骨鹰嘴外观消失。

3. 重者患侧关节除明显的肿胀、疼痛外，皮下可见淤斑，甚至有波动感。

4. 肘关节脱位后自动复位也可引起扭伤，此时一般只有关节肿胀，但其中关节囊和韧带、筋膜可能会发生撕裂性损伤。这种情况下，关节做被动活动时有不稳定感，并伴有剧烈疼痛。

5. 伸直肘关节，做被动肘外翻 30° 拍 X 线片。肘关节尺侧副韧带撕裂时会出现内侧关节间隙明显增宽。

中药治疗

内服推荐：采用活血化淤、消肿止痛的方剂，如桃红四物汤。

外敷推荐：初期外敷消肿止痛膏或狗皮膏，后期用中药熏洗。

肘关节扭伤的治疗方法

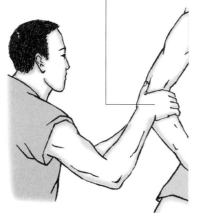

双手环绕肘部轻轻按揉并理筋

1 按摩治疗

用手触摸到压痛点后，按摩者用双手手掌环握患肘部，轻轻按揉数次，能减轻疼痛。再以患部为中心，用拇指顺侧副韧带行走方向理筋，每天进行，一般2周后可逐渐恢复活动。

2 固定方法

早期可采取肘关节屈曲90°位，用三角巾制作吊臂带悬吊，或采用屈肘过肘部石膏托固定2周。

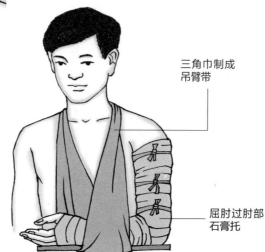

三角巾制成吊臂带

屈肘过肘部石膏托

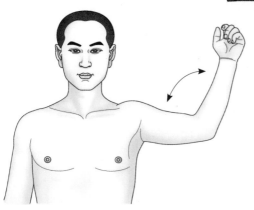

3 功能锻炼

早期可以做握拳的活动功能锻炼，中、后期配合肘关节屈伸。做被动屈伸活动时，需要注意动作轻柔，不要做会引起受伤处疼痛的粗暴活动。

89 "网球肘" 运动过度损伤了肘部

"网球肘"也称肱骨外上髁炎，多由前臂反复地内翻用力引起。因多发于网球运动员而得名，实际上，凡是在运动或劳动中，前臂及腕部使用过多、强度过大时，均可能发生此病。

● 发病原因

"网球肘"的致病因素很多，一般认为是因为前臂伸肌群的长期反复强烈的收缩、牵拉，使这些肌腱的附着处发生不同程度的急性或慢性积累性损伤，肌纤维产生撕裂、出血、粘连、机化，形成无菌性炎症反应进而发病。中医认为，本病是由劳伤气血、筋脉不和导致的。

● 症状表现

1. "网球肘"起病缓慢，起初患者自觉肘关节外上方活动时疼痛，疼痛可向下或向上放射，伴有酸胀等不适。

2. 活动时如用力握持、提壶、拧毛巾、织毛衣等可使疼痛加重；严重者手指做伸直、伸腕或执筷动作时即可引起疼痛。

3. 屈肘、前臂旋后位时伸肌群处于松弛状态，疼痛可缓解。

4. 体检时，可见局部无红肿，肘关节活动无明显受限。

5. 肱骨外上髁有局限性的压痛点，压痛可向下放射，有时伸肌腱上也存在轻度压痛。

6. 患者前臂旋前位，做对抗外力的旋后运动，肱骨外上髁处会出现疼痛；伸肘位并握拳、屈腕，然后主动将前臂旋前，会引起肱骨外上髁疼痛。

7. 少数患者阴雨天时自觉疼痛加重。

治疗方法

休息：避免会引起肘部疼痛的活动，肘部有疼痛感时不要再进行网球、羽毛球等运动，避免加重病情。

冰敷：用冰袋冷敷肘外侧，1天4次，每次15~20分钟，坚持敷1周。

服药：首选阿司匹林，或者使用布洛芬等非甾体类消炎止痛药。

力量锻炼：循序渐进地进行肘部活动，恢复肌肉力量。

穴位按摩：按摩缺盆穴、极泉穴、肩髎穴、曲池穴、手三里、合谷穴。

图解肩颈脊柱消百病一学就会

"网球肘"的按摩和运动疗法

1 牵拉疗法

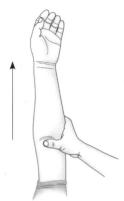

度过急性期，疼痛消失后，可以开始轻柔地牵拉肘部和腕部，但注意不可用力过猛，避免产生疼痛，每次保持牵拉状态10秒钟，重复牵拉6次。

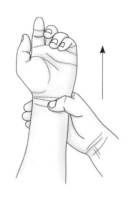

2 旋转手臂法

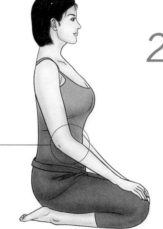

手臂放于大腿上做外旋、内旋

患者取跪位，患侧前臂放在大腿上，肌肉放松。缓慢做前臂外旋动作，达到极限位置即掌心变为向上的位置时，维持片刻，然后缓慢做前臂内旋。反复做10～20次，每日可随时进行。

3 肘部按摩法

患侧肘关节屈曲约90°，前臂放松，用健侧手托住患侧前臂，将患侧肘关节逐渐屈曲。同时健侧拇指轻轻按压疼痛点，肘关节屈曲到极限后维持片刻，再缓慢伸直肘关节。每次做5～10分钟。

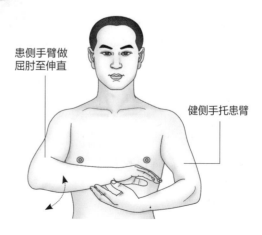

患侧手臂做屈肘至伸直

健侧手托患臂

90 "手机肘" 长时间玩手机会伤害肘部

目前很多年轻人患"手机肘"，患病的人大多是一些平时用手机联络业务的白领人士。打电话时总保持肘部弯曲的姿势，接打手机的时间又太长，就会造成神经被牵拉而受损，轻者出现麻木和疼痛，严重的还会出现手臂萎缩无力。

"手机肘"在医学上被称为"肘管综合征"。"手机肘"是因肘管容积变小，压迫神经导致的。轻者出现麻木和疼痛，严重的如果不及时治疗，还会出现手臂萎缩无力，并对手臂神经造成永久性伤害。致使患者不能打开瓶盖、弹奏乐器，或者进行缝纫、写字或使用键盘等活动。"手机肘"会给对手指灵活度要求较高的职业，如外科医生、护士、画家等的工作带来很大障碍。

● 发病原因

肘管是肘部的一个骨纤维形成的管道，尺神经从中通过。如果手腕和肘部的肌肉韧带长时间处于紧绷状态，肘部弯曲得越厉害，尺神经就绷得越紧。同时，肘管的容积会变小，压迫其内部的小指神经，末梢血管供血受到阻碍，从而形成神经"短路"。

● 症状表现

1. 早期表现为肘关节疲劳、麻木，有疼痛感，有时抬不起上臂，类似于"鼠标手"的发病症状。

2. 因尺神经受压迫，无名指和小指发麻变成"爪形手"，或者出现手指不能分开与并拢、拇指不能对掌、拇指与食指对指无力等症状。

保健和治疗方法

1. 最简单的办法，就是在使用手机时，不长时间保持一个姿势。如果要长时间接听电话，可以双手交替拿手机，最好每次接听不超过1小时。

2. 尽量避免使肘部弯曲超过90°的活动，可以选择使用耳机打电话。

3. 工作中，应根据自己的身高和坐姿，调整桌面和键盘的高度，以不让肘部夹角小于90°为宜。

4. 午休时，不要枕着上臂睡觉，否则会压迫肘部，影响血液循环，不利于肘部肌肉的放松。

5. 如果已经患上了"手机肘"，可以采取一些简单的自疗措施，比如用毛巾热敷来缓解肌肉的紧张，减轻疼痛。

"手机肘"的运动疗法

动作1

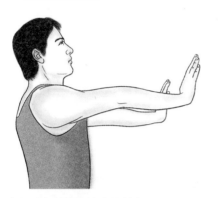

右上肢向前伸直达肩关节水平，手掌向前，手指分开指向上方。

动作2

握拳，指向头部

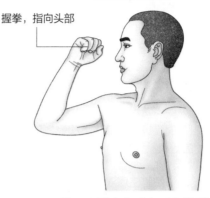

手指及手腕向上移动，同时逐渐握紧拳头，屈腕使拳头指向头部，屈曲肘关节使拳头指向肩部。

动作3

将上臂向外旋转，仍保持屈肘及握拳姿势，头部逐渐转向拳头。

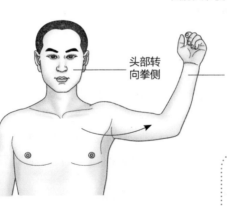

头部转向拳侧

手臂保持屈肘、握拳

动作4

依次伸直肘关节和手指，背伸腕关节使手指指向地面，再缓缓旋转腕部。然后，轻轻抖动手腕后放松，对侧重复相同动作。

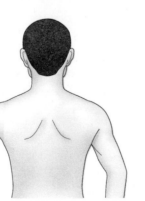

● 中药治疗

外敷推荐

用土鳖虫50克，制半夏35克，红花15克，全蝎10克，所有药材一起研成细粉，加米酒浸泡，2周之后可以使用。擦于患处，并用手按摩，以局部发热为度，有很好的活血消肿之功效。

91 "手机指" 别让短信带走手指健康

目前，人们使用手机越来越多，"手机指"的患病率逐年增加。"手机指"是因手指反复运动而发生的肌腱炎和腱鞘炎。与"手机指"症状相似的"游戏手""键盘手"，都是因为手部活动过于频繁而发生的疾病。

"手机指"是指因为过多使用手机发短信，而造成的肌肉和肌腱损伤。医学上称为"拇指腱鞘炎"，出现指肌腱与外围的腱鞘的炎症，掌指关节发生疼痛。使用手机时，拇指输入字母的速度和力度，对手背侧肌腱的损伤情况有直接影响。按手机按钮越用力、发送短信的速度越快，手指肌腱和腱鞘的损伤就越严重。

● 发病原因

其病因是频繁使用双手拇指操作手机键盘，使控制拇指运动的屈肌腱和伸肌腱与腱鞘反复摩擦，导致肌腱和腱鞘发生炎症，从而出现拇指疼痛和运动障碍。

● 症状表现

1. 双侧或单侧拇指疼痛或僵硬：疼痛以拇指的指间关节最为明显，局部有明显的压痛，个别患者疼痛剧烈。

2. 运动受限制：弯曲拇指指间关节时，不能达到90°，同时拇指掌指关节做屈伸和拇指对掌等动作时，都会有不同程度的障碍。

3. 有弹响声：做拇指指间关节屈伸运动时，在拇指掌侧根部可出现弹响声音，同时出现疼痛。

4. "扳机指"现象：扳机是枪的激发装置，只有击发和释放两种状态，没有中间状态。"手机指"患者的拇指也会出现两种状态，要么只能伸直不能屈曲，要么只能屈曲不能伸直，因此，"手机指"又被称为"扳机指"。

治疗注意事项

如果发展成了腱鞘炎，就要尽量避免过多的活动和次数频繁的用力和屈伸。腱鞘炎本身就是过劳引起的劳损，可能出现组织水肿，因此不要盲目地按揉，否则容易压迫周围的神经血管，并使炎症扩散。可以采取一些温热疗法，如中药泡洗、涂药膏等。

"手机指"的运动治疗法

1 握拳法

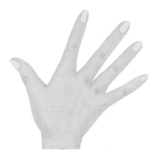

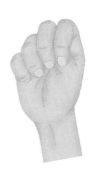

最简单的方法就是开合手掌。伸出手掌，五指伸直分开，指尖用力向外顶，之后再屈指，握拳，拇指在内，稍稍用力拉伸拇指背侧肌肉和韧带。

2 牵拉法

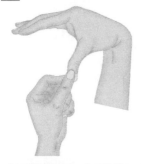

右手掌面下垂，左手拇指、食指捏右手拇指向下稍稍用力，垂直拉平，保持5秒钟，放开。换另一侧，交替重复。

3 拔伸法

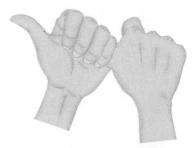

左手五指套住右手拇指根部，呈离心方向用力地缓慢拔伸。注意不要用力过猛，轻轻拉伸即可，双手交替重复数次。

4 推指法

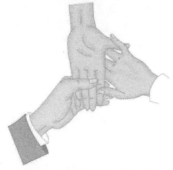

按摩者一手握住患者四指，另一手的小指置于其拇指背侧，向外轻推其拇指，使虎口张开一定角度。

5 按揉法

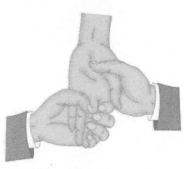

按摩者用左手握住患者左手四指，右手四指略托住患者手背，用拇指按摩虎口处肌肉和拇指的指掌关节处。

92 中药疗法 分期对症用药是关键

从古代开始，中药在治疗跌打损伤方面就有着神奇的功效，其止血、活血、散淤、消肿、抗炎的功能显著。广泛地应用于骨折、肿痛、跌打损伤等创伤性或者外伤性疾病。现代医学将其用于治疗软组织损伤、腱鞘炎、滑囊炎等疾病。

前面我们也提到中药对骨折、肿痛、跌打损伤的治疗要分期用药，在病症的不同阶段其用药原则也不尽相同。一般在损伤恢复的初期，用药原则是活血化淤，消肿止痛；而在治疗中期，其用药原则则是和营生新，接骨续筋；到了功能恢复的治疗后期，用药原则就转为以补肝肾、养气血、壮筋骨为主。

● 初期用药

方剂	成分	用法	功效和适应证
七厘散	血竭30克，麝香0.36克，冰片0.36克，乳香4.5克，没药4.5克，红花4.5克，朱砂0.36克，儿茶7.2克。	所有药物一起研成细末，每剂0.2g，加米酒调匀服用。日服1～2次，或外用调敷患处。	活血化淤，止血定痛。治疗跌打损伤、淤滞疼痛，外用治疗割伤出血。
大承汤	大黄20克，芒硝10克，当归10克，木通10克，枳壳20克，厚朴10克，苏木10克，红花10克，陈皮10克，甘草10克。	水煎服。淤血消散即停药。	治疗淤伤，疏泄通下。治疗跌打损伤后，淤血内结致昏睡的症状。
四黄膏	黄连10克，黄柏30克，大黄30克，黄芩30克。	一起研成细末，以水和蜜调匀，煮成膏状外敷。	活血消肿、解毒、止痛。用于治疗创伤感染引发的局部红肿热痛者。
活血止痛汤	当归12克，川芎6克，乳香6克，苏木5克，红花5克，没药6克，蛭虫3克，三七3克，赤芍9克，陈皮5克，落得打6克，紫金藤9克。	每日1剂，水煎服。	活血化淤、消肿止痛。治疗跌打损伤引起的肿痛。

阳和汤	熟地黄 30 克,鹿角胶 10 克,姜炭 5 克,肉桂 3 克（煽冲）,麻黄 5 克,白芥子 6 克,生甘草 3 克。气血虚弱者,加黄芪 30 克、党参 30 克、当归 12 克。	每 日 1 剂,水煎服。	温补和阳,散寒化痰。用于骨关节长期负重的慢性劳损,复感寒湿,或骨结核初期。
活血化淤方	当归 10 克,赤芍 10 克,红花 12 克,栀子 10 克,桃仁 10 克,泽兰 10 克,生地黄 15 克,三七末 3 克。	每 日 1 剂,水煎服。	活血化淤,消肿止痛。治疗骨折及由伤筋引起的淤肿疼痛。
祛淤消肿膏	血竭 9 克,儿茶 6 克,没药 9 克,乳香 9 克,延胡索 12 克,川椒 6 克,麝香 1.5 克,冰片 1.5 克,赤小豆 30 克,地龙 30 克。	以上各味药物一起研成细末,加蜜或饴糖调成膏状,敷于患处。	活血化淤,消肿止痛。用于治疗跌打损伤初期,局部肿胀疼痛。
栀子散	栀子和当归各等量。	各味药一起研成细末,加酒或醋调敷于患处。	消肿化淤,止痛,适用于治疗损伤初期的肿胀疼痛。
消肿止痛膏	黄连 20 克,红花 20 克,大黄 20 克,乳香 20 克,没药 20 克,冰片 5 克。	以上各味药一起研成细末。加凡士林调成 60% 的软膏敷于患处。	祛淤消肿止痛。治损伤初期淤肿疼痛者。
消淤止痛药	木瓜 60 克,栀子 30 克,大黄 150 克,蒲公英 60 克,土鳖虫 30 克,乳香 30 克,没药 30 克。	各味药一起研成细末,加饴糖或凡士林调成膏状敷于患处。	活血消肿,化淤止痛。治疗骨折伤筋初期肿胀疼痛剧烈者。

● 中期用药

方剂	成分	用法	功效和适应证
八珍汤	党参 10 克,白术 10 克,茯苓 10 克,炙甘草 5 克,川芎 6 克,当归 10 克,熟地黄 10 克,白芍 10 克,生姜 3 片,红枣 2 枚。	每日 1 剂,水煎服。	补气养血。治疗跌打损伤中后期,气血俱虚、创面化脓、久伤不愈者。

生血补髓汤	生地黄12克，芍药9克，川芎6克，黄芪9克，杜仲9克，五加皮9克，牛膝9克，红花5克，当归9克，续断9克。	每日1剂，水煎服。	舒筋活络，调理气血。适用于扭挫伤及脱位、骨折的中后期，患处未愈合并有疼痛者。
壮筋续骨丹	当归60克，川芎30克，白芍30克，熟地黄120克，杜仲30克，续断45克，五加皮45克，骨碎补90克，桂枝30克，三七30，黄芪90克，补骨脂60克，菟丝子60克，党参60克，木瓜30克，刘寄奴60克，土鳖虫90克。	各味药一起研成细末，以糖水搓丸，每次服12克，温酒送服。	壮筋脉，续断骨。用于骨折、脱位、伤筋中后期的治疗。
肢伤二方	当归12克，赤芍12克，续断12克，威灵仙12克，生薏苡仁30克，桑寄生30克，骨碎补12克，五加皮12克。	每日1剂，水煎服。	祛淤生新，舒筋活络。治疗筋络挛痛以及跌打损伤，用于四肢损伤的中后期。
消肿活血汤	苏木9克，红花6克，川芎9克，丹参15克，威灵仙9克，乳香、没药各6克，五加皮15克。	每日1剂，加水煎煮，熏洗患处。	活血消肿，行气止痛。用于跌打损伤的中期治疗。
接骨丹	当归12克，乳香30克，没药30克，自然铜30克，骨碎补30克，桃仁30克，大黄30克，雄黄30克，白及30克，血竭15克，土鳖虫15克，三七15克，红花15克，儿茶15克，麝香15克，朱砂6克，冰片6克。	各味药一起研成细末。每日服2次，每服2~3克。	活血止痛，壮筋接骨。用于跌打损伤引起的筋断骨折的中期治疗。
续骨活血汤	当归尾12克，赤芍10克，白芍10克，生地15克，红花6克，土鳖虫6克，骨碎补12克，煅自然铜10克，续断12克，落得打10克，乳香6克，没药6克。	每日1剂，水煎服。	止血祛淤，活血壮筋接骨。用于骨折及软组织损伤的中期治疗。
理气止痛汤	丹参9克，广木香3克，青皮6克，制乳香5克，枳壳6克，制香附9克，川楝子9克，延胡索5克，柴胡6克，路路通6克，没药5克。	每日1剂，水煎服。	活血止痛，和营理气。用于跌打损伤中气分受伤、郁滞作痛诸症。

通经活络方	红花、伸筋草、透骨草、防风、威灵仙各20克，川乌、草乌、花椒、艾叶各15克。	各味药加水煎煮，用药汁熏洗患处，每天2次，1剂使用2天。	调和气血，祛瘀散结，松解粘连，治疗肘关节功能障碍。
消炎镇痛膏	大黄、黄柏、姜黄各60克，白芷、天南星、苍术、厚朴、天花粉、陈皮各30克，甘草20克。	各味药一起研成细末。加蜂蜜调成膏状，敷于患处。每2日1次。	行气止痛，活血散瘀。用于治疗"网球肘"。

● 后期用药

方剂	成分	用法	功效和适应证
二号洗药	川乌、草乌、花椒、艾叶、苍术、独活、桂枝、防风、红花、刘寄奴、透骨草、伸筋草各9克。	每日1剂，加水煎煮，用药汁熏洗患处。	舒筋活络，温经散寒，活血止痛。用于四肢骨折、脱位、伤筋等损伤后期，出现挛缩酸痛和局部僵硬者。
上肢损伤洗方	伸筋草15克，透骨草15克，荆芥9克，防风9克，红花9克，千年健12克，刘寄奴9克，桂枝12克，苏木9克，川芎9克，威灵仙9克。	每日1剂，加水煎煮，用药汁熏洗患处。	舒筋通络，活血化瘀。治疗上肢骨折、脱位、扭挫伤后发生的筋络挛缩酸痛。
五加皮汤	当归（酒洗）10克，没药10克，五加皮10克，朴硝10克，青皮10克，川椒10克，香附10克，丁香3克，地骨皮3克，丹皮6克，老葱3根，麝香0.3克。	每日1剂，加水煎煮，用药汁熏洗患处。	和血定痛，舒筋活络。用于跌打损伤的后期治疗。
六味地黄汤	熟地黄25克，淮山药12克，茯苓10克，泽泻10克，山茱萸12克，丹皮10克。	每日1剂，水煎服。或将药一同研末，炼蜜成丸，每服10克，每日3次。	滋阴降火，治疗骨折后期愈合迟缓等。

右归丸	熟地黄25克，山药15克，山茱萸10克，枸杞子10克，菟丝子15克，杜仲15克，鹿角胶10克，当归15克，附子10克，肉桂10克，蜜糖适量。	各味药一起研成细末，炼蜜成小丸。每日1~2次，每次服10克。	补益肾阳。治疗骨伤或软组织损伤后期，出现的神疲气怯或四肢酸软无力。
四物汤	川芎6克，当归10克，白芍12克，熟地黄12克。	每日1剂，水煎服。	补血养血。治疗跌打损伤后期的血虚之症。
归脾汤	白术10克，当归3克，党参3克，黄芪10克，酸枣仁10克，木香1.5克，远志3克，炙甘草4.5克，龙眼肉4.5克，茯苓10克。	每日1剂，水煎服。亦可制成丸剂服用。	养心健脾，补血益气。治疗骨折后期的气血不足、神经衰弱等。
苏木煎	苏木、大力草各30克，卷柏9克，艾叶30克，羌活、牛膝各9克，伸筋草、鸡血藤各30克。	每日1剂，水煎服。	活络通经，疏利关节。治软组织损伤后期的关节僵硬、气滞血淤之症。
补肾活血汤	熟地黄10克，杜仲3克，枸杞子3克，补骨脂10克，菟丝子10克，当归尾3克，没药3克，茱萸3克，红花2克，独活3克，肉苁蓉3克。	每日1剂，水煎服。	活血止痛，壮筋续骨。治伤患后期各种筋骨酸痛无力等症。
补骨方	当归15克，熟地黄15克，续断12克，骨碎补10克，菟丝子15克，黄芪15克，土鳖虫6克，陈皮6克。	每日1剂，水煎服。	养肝补肾，益气补血。用于骨折后期。
伸筋片	制马钱子21克，地龙30克，乳香、没药、麻黄、麻根炭、五加皮、防己各9克，血竭、骨碎补各9克。	各味药一起研成细末，制成片剂，每片0.3克，1日服用3次，每次5片。	通络伸筋，活血止痛。治疗发生于各种损伤后期的关节僵硬、筋肉不舒、麻木酸痛等症。
肢伤三方	当归12克，白芍12克，续断12克，骨碎补12克，威灵仙12克，川木瓜12克，天花粉12克，黄芪15克，熟地黄15克，自然铜10克，土鳖虫10克。	每日1剂，水煎服。	补气养血，用于骨折后期促进骨折的愈合。

图解肩颈脊柱消百病 一学就会

方剂	成分	用法	功效和适应证
舒筋活血汤	羌活6克，防风9克，荆芥6克，独活9克，当归12克，续断12克，青皮5克，牛膝9克，五加皮9克，杜仲9克，红花6克，枳壳6克。	每日1剂，水煎服。	舒筋活络。用于骨折脱位或软组织损伤后期筋肉挛缩的治疗。
舒筋汤	当归12克，陈皮9克，羌活9克，骨碎补9克，伸筋草15克，五加皮9克，桑寄生15克，木瓜9克。	每日1剂，水煎服。	祛风散寒，舒筋活络。用于治疗骨折脱位及软组织损伤后期筋络痉挛疼痛。

● 其他方剂

方剂	成分	用法	功效和适应证
肘关节强直洗方	鸡血藤20克，伸筋草、透骨草、泽泻、木通、威灵仙、桑枝、桂枝各15克，艾叶、苏木、卷柏、黄柏各10克。	每日1剂，加水煎煮，用药汁熏洗患处，每次30分钟。	可行气活血，温通经络，消肿止痛，解除肘部拘挛。
香樟四枝洗方	香樟木、桑枝、桃枝、柳枝各30克，制川乌、制草乌、伸筋草、威灵仙各15克，丝瓜络、大黄各6克，花椒9克，当归尾20克，桂枝、鸡血藤、寻骨风、追地风、泽兰各10克。	每日1剂，加水煎煮，用药汁熏洗患处，每次15～20分钟。	活血行淤、祛风通络、消肿止痛，能治疗关节的挛缩僵硬。
地龙鸡血藤汤	地龙40克，鸡血藤30克，白芍、熟地黄各20克，炮穿山甲、当归、天麻、威灵仙、防风、桑枝、桂枝、制川乌各10克，络石藤、忍冬藤各15克，甘草6克。	每日1剂，加水小火久煎服用，10天1个疗程。	通经祛风、散寒止痛、活血化淤。可治疗由风湿引起的关节疼痛等。
强筋壮骨汤	自然铜、熟地黄、党参各30克，续断、骨碎补、杜仲、木瓜各15克，土鳖虫、当归、制乳香、血竭各9克，牛膝、五加皮各12克，三七3克，麝香0.3克。	每日1剂，水煎，分2次服用。	补益气血，接骨续筋，祛淤生新，用于骨折愈合迟缓的治疗。

⑨③ 关于手肘疾病，专家答疑解惑

问 "高尔夫球肘"和"网球肘"的区别是什么？

答 两者很相似，但是疼痛的部位有区别。"高尔夫球肘"的疼痛部位位于肘关节内侧，即肱骨内上髁部位；而"网球肘"的疼痛部位位于肘关节外侧，即肱骨外上髁部位。

问 如何用推拿疗法治疗"网球肘"？

答 （1）抚摩松筋法。搓擦肘部，活血化淤。用手掌擦或用大鱼际肌部位搓肘关节外侧部位，以局部出现热感为宜，以达到活血化淤的目的。

（2）回旋伸肘顶推。按摩师用一只手握拿患侧腕部，拇指放在桡骨茎突部侧面，其余四指放在掌面；另一只手握拿患侧肘关节部，拇指按压痛点近端，其余四指放在肘关节内侧。然后，将患侧肘关节屈曲，前臂充分内旋，再缓慢伸肘。肘关节快要伸直的时候，在牵引下迅速将前臂外旋，使肘关节过伸，同时托肘的手用拇指压紧肘关节外侧，可起到顶推效果。

（3）穴位按摩。按压肩髃穴，拨肩髎穴、极泉穴，揉压曲池穴、外关穴及合谷穴各1~2分钟。

问 运动疗法治疗"高尔夫球肘"时应注意哪些问题？

答 （1）肘关节的运动幅度不宜过大。特别注意不要将肘关

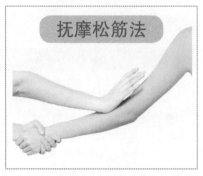

抚摩松筋法

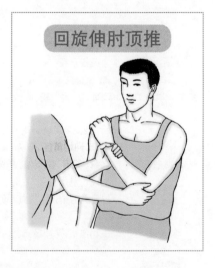

回旋伸肘顶推

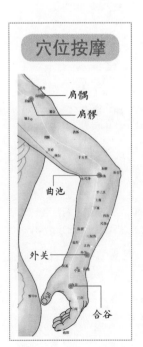

穴位按摩

肩髃
肩髎

曲池

外关

合谷

节运动到极限位置或超过极限位置。

（2）动作要轻柔。治疗时的手法要轻，速度要缓慢，防止运动过度造成骨折，老年患者应格外注意。

（3）学生出现"高尔夫球肘"，常与摩擦有关。除了配合运动治疗外，首先要改变上课或看书写字时的体位，可将双前臂放在课桌上，使双侧肘关节悬空。

问 如何用运动疗法治疗"键盘腕"？

答（1）适当休息：每使用键盘 40～45 分钟后，休息一下腕关节。

（2）腕关节伸屈运动：患者取坐位，肘关节屈曲，手腕部放在桌面，主动做腕关节的背伸和掌屈运动，注意不要达到极限位置，以不出现手指麻木或疼痛为度。每次 1～2 分钟，休息后可反复进行。

（3）腕关节旋转运动：患者取坐位，肘关节屈曲支撑在桌面上，使患侧腕关节悬空，主动做腕关节的旋转运动，可顺时针和逆时针交替进行。注意腕关节屈伸的角度不要太大，以免造成疼痛和麻木。腕部疼痛剧烈的患者，可用健侧手扶住患侧腕关节，顺时针和逆时针交替旋转腕关节。每次 1～3 分钟，休息后可反复进行。

（4）交叉旋转运动：患者双手十指交叉握紧，双腕关节同时做旋转运动，可顺时针和逆时针方向交替进行。每次 1～3 分钟，休息后可反复进行。

（5）甩手运动：当拇指、食指和中指疼痛剧烈，特别是夜间睡眠时突然发生疼痛和麻木，可用甩手疗法缓解疼痛。患者放松患侧上肢肌肉，做甩手运动。一般甩手 5～10 分钟即可明显缓解疼痛。

问 "锤状指"是怎样发生的？

答 人体各个关节的活动都要靠肌肉的收缩完成。在手指的末节有一个关节叫远端指间关节，其内侧的屈肌收缩可使手指屈曲，背侧的伸肌收缩可使手指伸直。手指的伸肌腱止于远端指骨背侧的基底部，外层仅有筋膜和皮肤保护，容易受到损伤。

当手指末节遭受外界抗力发生强烈的弯曲时（如跌倒时，手指伸直触地，或者末节手指被砸伤及突然地伸手时末节手指的突然触撞等）可引起伸肌腱抵止部的损伤、撕裂或完全断裂，导致伸肌收缩时的动力不能传达至手指末节，加上手指屈肌的影响，使得手指末节呈屈曲状，状如小锤，所以称为"锤状指"。

问 月骨无菌性坏死是怎么回事？

答 在年轻女性当中，月骨无菌性坏死比较常见。患者常有外伤或过劳史，早期症状主要为腕部肿胀和疼痛，以及腕关节活动受限，尤以腕背伸活动时受限明显，被动过伸中指的掌指关节可引起腕部疼痛。X 线片可见月骨异常，骨质致密变窄，外形也不规则，腕骨周围骨质疏松。

本病与月骨的解剖结构密切相关。尽管月骨体积不大，但是关节面众多，血液供应不充分；同时，月骨介于头状骨和桡骨下端之间，承受很大的压力。这些因素使得月骨较容易发生脱位或坏死。月骨坏死后，坏死的骨质逐渐被吸收，并被新生骨替代，但是由于关节面的退化，新建的月骨变窄，外形也不规则。这种改变会逐渐影响到整个腕关节。

问 如何用运动疗法治疗"手机指"？

答（1）避免长时间使用手机发短信：双侧拇指频繁地运动，是产生"手机指"的根本原因。易患人群要在工作时有意识地变换一下工作体位和操作方式，使各手指均衡运动，以预防"手机指"的发生。

（2）减少患指的屈伸运动：减少运动能够使肌腱减少活动，得到休息，有利于肌腱肿胀的消退，从而减轻肌腱的摩擦与弹响。

问 如何用运动法治疗桡骨茎突狭窄性腱鞘炎？

答（1）摇腕运动：可以使腕关节周围的软组织和肌腱组织达到运动平衡，从而改变部分肌腱运动过度的问题。运动时用力要轻柔，运动频率不可过快，运动幅度不宜过大。

患者或坐或站，双手相握，做腕关节屈伸、侧偏和旋转运动。每种运动做 10～15 次，可连续完成，也可仅完成其中的 1～2 种，每日做 2～3 次。

（2）握拳运动：患者站立，双肘屈曲握拳放在腰部，左手张开伸出后，用力空抓握拳，回收上肢到腰部。右手张开伸出，做同样动作，交替进行。重复做 10～15 次，每日 4～6 次。

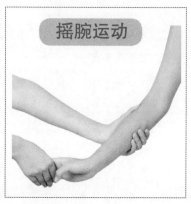
摇腕运动

问 如何用推拿疗法治疗腕关节挫伤？

答（1）单掌摩揉腕部。患者取坐位，治疗师站（或坐）在患者前方，一只手托握腕部，另一只手循经络走行，摩、揉 3 分钟左右。

（2）按揉腧穴握腕。患者取坐位，治疗师用一只手固定患肢手部，用另一只手拇指循经按揉相应的穴位，以患者出现酸胀感为宜。然后，用双手多指握拿腕部 1 分钟，可起镇定止痛的作用。

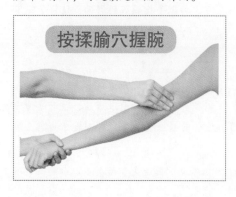
按揉腧穴握腕

问 腕关节挫伤治疗需要注意哪些问题？

答 腕关节在直接或间接暴力的作用下，腕骨发生微小的位置移动，周围的肌腱、韧带和关节囊损伤，主要表现为腕部肿痛，活动受限，称为"腕关节扭挫伤"。如果是伤筋或腕部的慢性劳损，一般肿胀不明显，但会感觉腕部酸痛无力，可出现筋僵、筋聚。

注意局部保暖，避免寒冷刺激；治疗期内，应适当减少腕部活动，用护腕等加以保护；急性损伤施手法治疗后，可用绷带固定3～5日；慢性损伤可配合中药熏洗、热敷等疗法，并加强腕关节的功能锻炼。

问 哪些疾病可引起肘关节肿胀？

答 （1）肘关节的肿胀、疼痛而无红肿及关节活动受限者，多见于肘关节的滑膜炎；

（2）肘关节鹰嘴尖部的囊性肿物，无痛，常为鹰嘴滑囊炎，多由外伤或慢性刺激引起；

（3）肘关节肿胀，关节活动有摩擦感，伴有疼痛，多由增生性骨关节炎引起；

（4）肘关节肿胀，关节有时因绞锁而活动受限，X线检查可见有数个关节游离体者，可能是肱骨小头剥脱性软骨炎；

（5）肘关节进行性肿胀，活动时疼痛加剧，X线有骨质破坏者多为肘关节结核；

（6）肘关节肿胀，并伴有红、热、痛，常考虑为化脓性关节炎；

（7）肘关节肿胀明显，关节活动时有明显摩擦感，X线片也有明显的骨质破坏。但是患者不觉疼痛，则应考虑夏科氏关节病，即神经性关节炎，常由脊髓空洞症、脊髓结核引起；

（8）某些全身性疾病如风湿性、类风湿性关节炎，血友病关节炎等也可引起肘关节肿胀。

问 什么是肩手综合征？

答 脑血管病急性发作形成的损伤会使血管运动中枢神经麻痹，患肢出现交感神经兴奋性增高及血管痉挛反应，局部组织发生供血障碍。导致手臂水肿和疼痛，末梢感觉神经受到的疼痛刺激传至脊髓，引发脊髓中枢神经的异常性兴奋，致使血管运动发生异常的恶性循环。

就临床表现而言，本病多表现为肢体无力，晨起后关节多僵硬；肩痛多在弥散性手痛前几周出现；肩部活动范围受限，局部有触痛；手部可有弥散性凹陷性水肿，以手背最为明显，伴有皮肤发热、潮湿、发亮和感觉过敏。

本章看点

- **脊柱的生理功能**
  脊柱具有负重支撑、藏精纳髓、减震保护以及运动等功能

- **脊柱疾病的自我诊断**
  包括不良姿势使用、腧穴检测法、直腿抬高检测法、指压检测法

- **坐立行走话脊柱**
  保持正确姿势和体位的原则是尽量保护脊柱健康的生理曲度

- **生活习惯导致脊柱异常**
  包括站姿、切菜姿势、拎包习惯、跷二郎腿、直立弯腰等

- **学生族陋习影响脊柱**
  书包过重、伏案写作业、低头走路、沉溺游戏等都会影响脊柱

- **办公族职业病引发脊柱危机**
  长时间坐在椅子上，易引发脊柱变形、腰肌劳损等脊柱病症

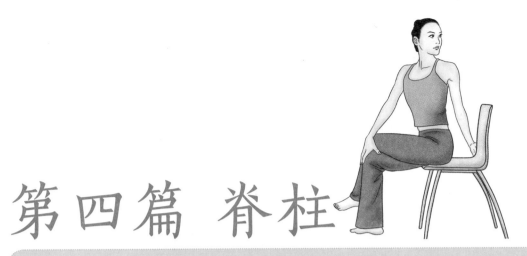

第四篇 脊柱

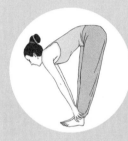

第一章
清楚认识你的脊柱

每一个人都拥有生命，但并非每一个人都懂得生命，乃至于珍惜生命。保护好我们的身体，才能更充分地感受生活，享受生命的多彩！

脊柱——人体的中轴，作为人类躯体的主要支架，是我们身体的第二生命线。一个健康的脊柱，不仅可以使我们看上去更加挺拔，更能使我们免除腰酸背痛的苦恼，以健康强健的体魄去体验生活的美好！

(94) 脊柱的生理功能

脊柱是人体的中轴，支撑了我们的身体结构。如果说我们的身体是一所房子的话，那么脊柱就扮演着房梁的重要角色，具有负重支撑、藏精纳髓、减震保护以及运动等功能。

● 负重支撑

清代医学家钱秀昌说："脊骨外小而内巨，人之所以能负任者是以骨之巨也。"也就是说，脊柱不仅承载着我们身体的重量，而且我们日常生活和工作中的种种要求都有赖于脊柱的灵活运动来完成。上下肢的任何一个动作都需要通过脊柱来调节，以保持身体的平衡，所以脊柱中任何一个组织器官的器质性改变，或附近脏器的疾病都是引起脊柱病的原因。

● 藏精纳髓

中医认为肾主骨，髓藏于骨中，髓包括骨髓和脑髓，骨通过对人体精髓的调控来影响人的生命活动。中医理论著作《难经》也阐述了脊柱、脊髓与大脑通过督脉相互连属。中医学中有骨髓空虚、脑髓不充等病因病机，由此引发的不仅是一些下肢软弱无力、头晕耳鸣、记忆力减退等病症，更为重要的是人体生理发育迟缓或者早衰也都与骨髓有关。

● 减震保护

脊柱可以进行一定程度上的弯曲，所以可增加缓冲震荡的能力，加强姿势的稳定性。另外，因为椎间盘可缓冲震荡，在我们进行剧烈运动或跳跃的时候，可防止颅骨、大脑受损伤。脊柱与肋、胸骨和髋骨分别组成胸廓和骨盆，也可保护胸腔和盆腔脏器。所以，汪昂在《寿人经》中说："五脏皆系与脊，骨节灵通，均获裨益。"

● 运动功能

古代医家及导引学家认为，脊柱是人体运动的枢纽，脊柱一动全身皆动。其运动方式包括了屈伸、侧屈、旋转和环转等。脊柱各段的运动度各不相同，这与椎间盘的厚度、椎间关节的方向等因素有关。一旦脊柱失去其运动功能，就意味着人们失去了行动的可能。由此可见，我们应随时保护我们的脊柱，保证"房梁"的坚固性。

脊柱引发的疾病

我们综合了国内外众多医生对脊柱病的解读，汇集了脊柱错位及相关神经、血管受到压迫后所产生的一系列病症。鉴于篇幅有限，我们只从中选取了具有代表性的疾病，以便您可以及时预防，拥有健康脊柱。

椎骨	针对病症
第1颈椎	肥胖、眩晕、癫痫、面部神经麻痹、呼吸困难、糖尿病、变应性鼻炎、过敏反应、心肌肥厚等
第2颈椎	发热、心脏病、高血压、泌尿系统疾病、面部血液循环障碍、胃部扩张等
第3颈椎	鼻塞、胃弱、胃下垂、眼睛疲劳、假性近视、高血压、膀胱炎、生殖系统疾病等
第4颈椎	打嗝、嘴歪、中耳炎、下半身冰冷、神经衰弱、更年期障碍、胃溃疡、胃下垂等
第5颈椎	肝病、麻疹、甲状腺功能亢进、胃酸过多、胆囊炎、胃下垂等
第6颈椎	咳嗽、呼吸困难、手麻痹、声音沙哑、手神经痛、发冷发热、膀胱炎、肾脏疾病、晕车、水肿等
第7颈椎	动脉硬化、心脏病、流鼻血、肺结核、小儿夜尿症、咽喉炎、生殖器官疾病等
第1胸椎	高血压、便秘、支气管炎、脑卒中、感冒、耳鸣、糖尿病、肾脏病、其他呼吸器官疾病等
第2胸椎	扁桃体炎、痉挛、骨折、肺炎、感冒、心肌肥厚、变应性鼻炎、过敏反应、糖尿病、精神病等
第3胸椎	心脏病、腹膜炎、乳汁分泌不佳、气喘、高血压、胃部扩张、膀胱炎等泌尿系统疾病、打鼾等
第4胸椎	过敏反应、胆结石、肝病、脱水症、高血压、心脏病、生殖系统疾病、下半身疾病等
第5胸椎	感冒、低血压、更年期障碍、胃溃疡、十二指肠溃疡、头部受伤后遗症、耳鸣等耳部疾病、肝脏功能障碍等
第6胸椎	糖尿病、肝病、胆结石、多汗症、狭心症、胃酸过多、胃下垂等胃肠疾病、胆囊炎等
第7胸椎	阑尾炎、神经衰弱、脚部麻痹、食欲不振、膀胱炎、水肿、更年期障碍、心脏病等
第8胸椎	贫血、肝脏充血、打寒战、手脚冰冷、歇斯底里性偏头痛、神经衰弱、感冒、下半身疾病等
第9胸椎	头痛、眩晕、失眠、肝病、胆结石、小儿夜尿症、气喘等呼吸系统疾病、脑血管疾病等
第10胸椎	肥胖、胃痛、自主神经失调、糖尿病、肾脏病、心肌肥厚、过敏反应、变应性鼻炎、精神病等
第11胸椎	气喘、荨麻疹、肾脏病、扭伤、心脏病、膀胱炎、高热、高血压、胃部扩张、打鼾等
第12胸椎	子宫内膜异位症、前列腺增生症、尿毒症、荨麻疹、肾脏病、生殖系统疾病、肛门疾病等
第1腰椎	腰痛、胃溃疡、十二指肠溃疡、胃胀、虚弱、感冒、呼吸困难、神经衰弱、耳鸣等耳部疾病等
第2腰椎	夜尿症、腹膜炎、便秘、腰痛、肾脏病、精力衰退、胃下垂、胃酸过多、胆囊炎等
第3腰椎	扭腰、腰痛、腹泻、水肿、痛风、蛋白尿、晕车、膀胱炎、心脏病、肾炎等肾脏病等
第4腰椎	头痛、难产、坐骨神经痛、小儿夜尿症、咽喉炎等咽喉统疾病、肺结核、肺炎、生殖系统疾病等
第5腰椎	膀胱炎、腰痛、下痢、子宫肌瘤、痔疮、小儿夜尿症、气喘等呼吸器官疾病、感冒难愈、肝脏病等
第1、2骶椎	尿频，盗汗，水肿，生理痛、月经不调等妇科疾病，青春痘，胃下垂，胆囊炎，气喘等
第3、4、5骶椎	痔疮、月经过多、耳鸣、胃溃疡、胃下垂、胆囊炎、更年期障碍、膀胱炎、早泄等生殖系统疾病等

(95) 脊柱疾病的自我诊断

　　脊柱病在我们的生活中变得越来越普遍，可忙碌的工作中又让我们没有足够的时间及时去医院检查。所以在这里，我们介绍几种方便的方法，让自己也可以检测一下脊柱是否有病变。

● 方法一：不良姿势的使用

　　你可以自己检测一下是否具有以下不良习惯：面对电脑工作过久、歪头写字、枕头过高、弯腰驼背、跷二郎腿、喜欢将头靠在床栏上看小说、偏睡一侧等，这些习惯都很容易损伤脊柱，进而引起椎间盘突出、背痛、腰痛、关节痛等症状。

● 方法二：腧穴检测法

　　因为脏腑之气直接输注于各自相应的"背俞穴"，所以当脏腑发生病理变化时，就会影响到腧穴，产生压痛等反应。基于此点，中医学中提出了"以痛为俞"的说法，即通过按压痛点来诊断和治疗脏腑的疾病。一般来说，腧穴的痛点处会出现皮肤隆起、凹陷、色泽改变等状况，按压时则会有明显的压痛感，可触及圆形结节、扁平结节、梭形结节、椭圆形结节等硬块。

● 方法三：直腿抬高检测法

　　测试者躺在床上，双手自然垂放在身体两侧，然后腿伸直向上抬，膝盖不能弯曲。另一个人记录测试者的抬高角度，即下肢与床面的角度，正常人直腿抬高的角度范围在80°～90°。如果抬高不到60°，同时腿后侧出现放射性疼痛，则记为阳性。阳性率达到95%以上者，就很可能患有腰椎间盘突出症。

● 方法四：指压检测法

　　你可以利用指压法找出背部的病变，屈起拇指，用指节点在脊柱的两侧轻轻按压，找出疼痛的部位，并予以诊断。这是基于背部发生病变后，周围的肌肉为了保护病变的部位就会变硬；当我们加以按压时，就会检测到背部的异常情况，进而诊断内脏器官的健康情况。

自我检测法

通过下面的这些方法，我们可以轻松方便地学习到检测自己是否患有脊柱病的方法，在日常生活中也很实用。

不良姿势检视

通过对自己日常习惯的检视，看是否存在一些导致脊柱病变的不良习惯。如图中所示的洗漱姿势，两腿膝盖挺直，只将上半身向前弯曲，对腰部造成的压力是平时我们直立时的1.5倍。

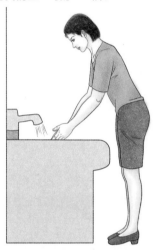

腧穴检测法

图中所示的各"背俞穴"处如果出现皮肤隆起、凹陷、色泽改变等状况，并在按压时有明显的压痛感，可触及圆形、扁平、梭形、椭圆形结节等硬块，这种情况下就说明脊柱存在病变。

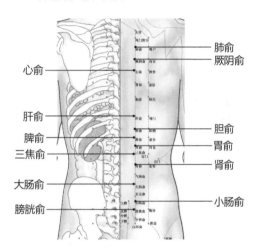

心俞
肺俞
厥阴俞
肝俞
脾俞
三焦俞
胆俞
胃俞
肾俞
大肠俞
膀胱俞
小肠俞

直腿抬高检测法

当抬高腿时，坐骨神经会受到牵拉，这就会加重腰间盘对神经的刺激。如果抬高不到60°，同时腿后侧出现放射性疼痛，就很可能患有腰椎间盘突出症。

正常人直腿抬高的角度在80°～90°

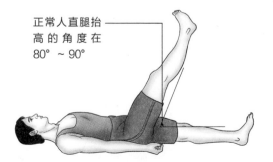

指压检测法

这是基于背部发生病变后，周围的肌肉为了保护病变的部位就会变硬；当我们加以按压时，就会检测到背部的异常情况。所以屈起拇指，用指节点在脊柱的两侧轻轻按压，就能找出疼痛的部位，并予以诊断。

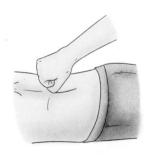

(96) 坐立行走话脊柱

人体的身体活动无外乎坐立行走，当然还会包括卧。这几种行动状态，在我们每天的活动中都会出现。由此，我们就从与身体活动相关的这几种基本状态来谈一谈怎样做才对我们的脊柱健康有益处。

● 坐

坐的时候要端正，坐书桌前，身体可稍微前屈或伸直，把前臂或前肘搁在书桌上，也可将双脚踏在踏脚板上以减轻腰部负担；坐靠背椅操作键盘时，背部靠着椅背，腰部不可过伸，手臂自然下垂，手与键盘平行；坐单人沙发时，将双腿屈膝放置，双手置放于两侧扶手上，可保持脊柱的正常生理曲度；坐长沙发时，应紧靠沙发后背，上身正直。

● 立

站立时，头端平，双目平视前方，两肩在同一水平线上，挺胸拔背，蓄腹收臀，双腿站直，两足踏实地面，平均承负体重。久站时，可以将一只脚放在高一点的台阶上，也可让双膝或其中一膝微弯以减轻腰部的负担，也就是"稍息位"的站立姿势。

● 走

我们经常看到身边行色匆匆的路人，或许我们也是其中的一员，却忽略了步伐小而快地急速走，以及穿凉鞋或高跟鞋走路，都会使脊柱扭曲，更不要说弯腰驼背的走路姿势了。所以要选择正确的走路姿势，不弯腰驼背，走路时要穿舒适而合脚的鞋子，用力收小腹，保持重心稳定。

● 卧

仰卧：腰部和膝下垫1个薄枕，腿自然弯曲，可减少腰椎后关节压力，保护腰椎及软组织不受损伤，避免腰部过伸，保持脊柱正常的生理曲度。

俯卧：正确的俯卧是在骨盆下垫1个软枕，可有效防止腰部过度后伸所发生的腰部病变。但这种体位容易对胸部产生压迫感，一般很少采用。

侧卧：右侧屈膝屈髋卧位，可避免心脏、盆腔等脏器受压，使脊柱保持正常的生理曲度，减少受损机会，是大多数人采取的最常用卧姿。

正确的姿势和体位

根据脊柱的解剖结构和生物力学特点，保持正确姿势和体位的原则是尽量保护脊柱健康的生理曲度。

正确的坐姿

坐的时候要端正，坐靠背椅操作键盘时，背部靠着椅背，腰部不可过伸，手臂自然下垂，手与键盘平行，可将双脚踏在踏脚板上以减轻腰部负担。

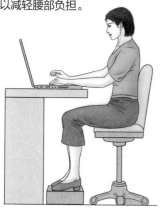

正确的站姿

站立时，头端平，双目平视前方，两肩在同一水平线上，挺胸拔背，蓄腹收臀，可将一只脚放在高一点的台阶上，以减轻腰部的负担。

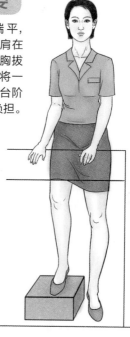

走路的4个节拍

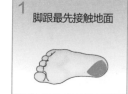

1	2	3	4
脚跟最先接触地面	让脚第1趾根部和脚掌内侧着地	连同脚趾头全掌一起着地	将重力集中到脚第1趾根部，迈出步伐

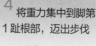

正确的仰卧姿势

放松躺下，腿不要伸直，自然弯曲，在头和膝下各放1个枕头，尤其是膝下放置，可减少腰椎后关节压力，保持脊柱正常的生理曲度。

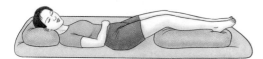

正确的侧卧姿势

右侧屈膝屈髋卧位时脊柱呈弓形，肌肉也处在放松状态，可避免心脏、盆腔等脏器受压，使脊柱保持正常的生理曲度，而且双腿间夹个枕头会提高舒适感。

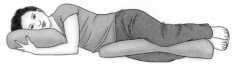

193

(97) 生活习惯导致脊柱异常

虽然说脊柱健康是一个庞大的系统工程，但作为身体中的一部分，脊柱异常的原因很大程度上是由于平时生活中的小习惯导致的，下面这些小细节你都注意过吗？

● 站姿习惯造成脊柱变形

有些人在站立时喜欢弓着背，如此一来颈椎也会向前倾，长期如此就会损伤腰椎和颈椎，影响脊柱健康。如果是未成年人的话，还会影响其成长发育。

● 切菜姿势导致"高低肩"

切菜的时候右手用力，全身的重量集中在一边，身体失去平衡，长此以往会导致"高低肩"的形成。严重者会使脊柱变形，肝脏、神经会连带受损，直至全身功能失调。可尝试把一部分重量转移给左手，使身体受力均匀。

● 拎包造成身体倾斜

很多人喜欢单手拎包或是单肩背包，但包往往很重，肩膀不自觉下垂，为防止背包背带滑落，必须将肩膀上提，这会加重身体一侧的压力，造成倾斜。

● 跷二郎腿导致脊柱侧弯

跷二郎腿的时候会使脊柱侧弯，这样会让人觉得疲劳、胸闷、头晕，从而引发颈项、腰部疼痛，严重时还会挤压神经，导致手脚麻木、反应迟钝。

● 直立弯腰导致腰部扭伤

人们在搬重物的时候，往往会直接弯下腰，不注意双腿弯曲，再加上可能事先对要负担的重量低估了，所以在猛然间负重时，本来预计使出的力气没有能够搬起重物，腰部突然承受过大的负担，这样就会扭伤腰部。

● 胸罩过紧会导致颈椎病

长期使用窄带式的胸罩或胸罩尺寸偏小，穿戴过紧会限制呼吸肌的运动，胸廓收缩舒张不畅，从而影响呼吸功能，进而引起腰酸、背痛，还有可能患上颈椎病。所以选购胸罩时一定要注意大小适中，穿戴不宜过紧或过于狭窄。此外，要经常活动上肢，在肩部的位置移动吊带。

改变不良习惯

改变生活中的坏习惯，可以使我们拥有一个健康的脊柱，平时多做一些放松练习，也对我们的脊柱益处多多。

单肩背包的弊端

为防止背包背带滑落，必须将肩膀上提，这会加重身体一侧的压力。腰部压力不均衡，造成脊柱倾斜，所以在固定的环境中，应尽量将肩包放下。

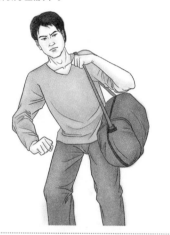

双肩背包的优势

走路时，因为双肩背包的压力，会让身体微微向前弯曲，而腰部向前微弯就符合脊柱的"S"形弯曲曲线，因此可以减轻脊柱的压力。

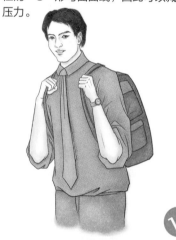

错误的搬物姿势

直接弯下腰，双腿伸直地去搬东西，在负担的重量过重时，本来预计使出的力气没有能够搬起重物，会使腰椎承受过重负担，这样就会扭伤腰部。

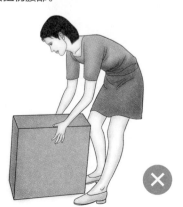

正确的搬物姿势

靠近要搬的物品后，双脚分开，与肩同宽，往上抬物品的时候，腰部和双膝轻轻弯曲，上半身向前倾斜，用全身的力量搬起来。

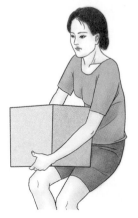

98 学生族陋习影响脊柱

　　儿童与少年时期，由于活泼好动，关节又相对柔软，是脊柱形状容易发生异常移位的阶段。目前，以往属于中老年疾病的脊柱病，如今却呈现明显的年轻化趋势，其原因就在于没有养成良好的生活习惯，陋习多多。学生正处于生长发育的关键时期，改变陋习，从一点一滴做起，拥有健康脊柱！

● 书包过重

　　学生双肩背的书包如果太重的话，身体前倾太厉害，会导致负重线改变，脊柱可能向前弯曲，影响形体。单肩包太重会造成脊柱侧弯，严重危害青少年身体健康。其实，正常的书包重量在 2 千克左右即可。学生们要注意及时清理书包，丢掉杂物，只在书包里放必要的书籍和文具即可。

● 伏案写作业

　　学生的课业繁重，长期伏案写作业，再加上书包过重，超过了颈椎本身的承受能力，导致颈椎侧弯。其实，只要挺直身体，不要趴在桌子上，就可以预防颈椎侧弯，也会改善由于繁重的课业而带来的疲累感。

● 低头走路

　　很多学生喜欢低着头走路，一方面是由于书包比较重，背部有压迫感；另一方面，是因为长期如此，不加注意，最终形成习惯。但是这个习惯是要不得的，低着头走路很容易产生驼背，而长期的弯腰驼背，会破坏脊柱的正常生理结构，影响青少年长高，严重的会导致脊柱病变。一个抬头挺胸的身体行动，不仅可以让学生拥有健康的脊柱，还可以增强他们的自信心，积极地感受生活。

● 沉溺于电脑游戏

　　很多学生族沉溺于电脑游戏不能自拔，这对脊柱的健康是非常不利的。有一项关于高中生的调查显示，每天读书超过 8 小时者，仅有 24.4% 的人有脊柱侧弯情形；每天使用电脑超过 4 小时者，却有 81.6% 的人有脊柱侧弯的情形。

活动脊柱的小动作

维持同一个姿势 1 ~ 2 小时后，活动一下，做一些简单的小动作，使颈椎、腰椎等都得到充分的休息。

拿捏颈部

用单手环握住颈部，拇指和其他四指分别在颈部两侧，然后施力做一捏一松的动作，放松颈部肌肉。

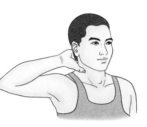

环绕肩部

站立，两脚分开，与肩同宽。两臂侧平举，屈肘，手指轻松接触肩部，按逆时针和顺时针方向各环绕 5 圈。

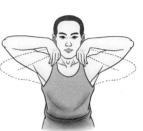

前上举棍

站立，两脚分开与肩同宽。双手将棍棒举过头顶，达到极限位置后，用力向身后振臂并扩胸，维持10 秒钟后缓慢恢复原位，重复 10 ~ 30 次。

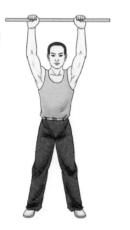

后上举棍

站立，两脚分开与肩同宽。双手握棒，横放在身体后方，双肘关节伸直，缓慢抬臂，使棍棒尽量离开身体向后，维持 10 秒钟后缓慢恢复原位，重复 10 ~ 30 次。

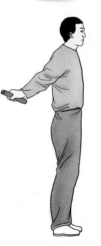

左右甩手

站立，弯腰约90°，上半身前倾，让单手臂在身体前方顺时针画圆圈 10 ~ 15 圈，再改为逆时针，交替进行，每次 5 ~ 15分钟。

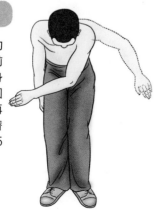

手部活动

手握 2 个健身球，在手掌和手指的配合活动下，使其不断地在手中转动，以此方法来增强手指活动的协调功能，并由此带动肩和颈肌的活动。

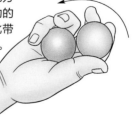

99 办公族职业病引发脊柱危机

　　你一直以为颈椎病和腰椎病要40岁以后才有可能降临到你的身上？大错特错！来自各专业医院骨科和按摩科的病例数据显示：颈椎、腰椎病的发病年龄已经从40岁提前到30岁。尤其是办公族天天坐在办公室里，时刻要紧张忙碌地工作，一方面，不能及时吸收外面的新鲜空气；另一方面，又会受到各种职业病的困扰，经常会感到疲劳。

◉ 办公室头痛一族

　　办公室头痛一族最常见的是颈源性头痛。所谓颈源性头痛就是指颈椎小关节错位，刺激和压迫颈神经根所诱发的颈肌痉挛，椎体、椎间盘病变引起的神经根被压迫，颈部肌肉持续收缩引起的缺血、供血不足等，这些颈椎问题都是导致头痛出现的诱因。由于颈源性头痛尚未被人们普遍认识，不少在职人员就采用请假休息的方式"熬"过去，或者带痛坚持工作，并对实质上造成的工作效率的降低"不知不觉"。头痛是现代人群的"第一疼痛"，职业人士对此万不可忽视，应及早到医院就诊。

◉ 办公室颈痛一族

　　一般人认为颈椎病无非是颈背疼痛，没什么了不起。殊不知颈椎上承头颅下接躯干，神经血管分布交错密集，处于人体神经中枢的重要部位，还是大脑血液循环的必由之路，故而是人体事故的多发地带。一旦发生疾病，必然会影响心脑血管和中枢神经，造成各类颈源性疾病，可谓牵一发而动全身。

◉ 办公室腰背痛一族

　　姿势是决定腰背部是否健康的最重要因素。办公室工作者的特点是长期坐在椅子上，而长时间坐着容易使人腰背部肌肉紧张、痉挛，诱发腰背疼痛，如果坐姿错误的话，就会引起腰背部病变。通常会导致脊柱的骨和关节过早发生不可逆的退行性病变，引起肌肉不均衡和紧张，还会使韧带松弛或绷得过紧。因此在办公室长时间坐着的上班族很容易出现腰背疼痛的症状。

脊柱伸展小动作

办公族长时间坐在椅子上，易引发脊柱变形、腰肌劳损等脊柱病症，做一些伸展小动作可以让您拥有一个健康的脊柱。

屈伸小腿

坐位，双手按压住大腿以使其固定，然后脚尖缓缓上提，尽量提至与大腿相平。反复进行，以锻炼膝关节，注意要以脚尖带动小腿缓缓提起，逐次扩大膝关节屈伸角度。

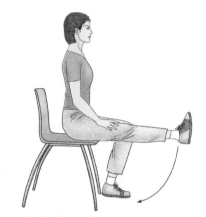

扭转腰部

坐位，挺胸抬头，吸气，双肩后展，将左腿抬起放在右腿上，然后呼气，让右手握住左膝，上身向左侧旋转，让左手向后抓住右侧椅座，保持下肢姿势不动。

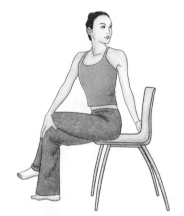

屈曲髋部

俯趴在桌子边，两腿在桌边屈曲站立，然后髋部用力，将一侧下肢做后伸提举动作，与俯卧躯干成一直线，维持 10 ~ 15 秒后回到起始位置，左右腿交替进行 5 ~ 10 次。

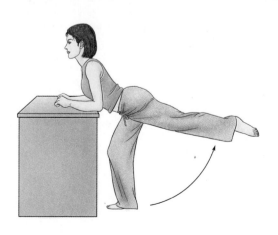

伸展颈肩

坐位，双髋双膝屈曲 90°，右手手臂越过对侧肩部向后伸到背部最高处，左手握住屈曲的右肘，做扩胸动作，左右手交替屈肘进行 5 ~ 10 次。

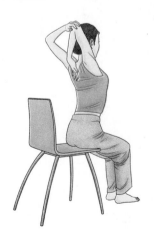

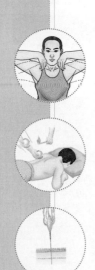

本章看点

● 长强穴
  升阳举陷，改善便秘与脱肛

● 飞扬穴
  帮你摆脱脊神经痛

● 命门穴
  补益肾气，轻松摆脱肾虚

● 风市穴
  风湿腰痛不再来

● 身柱穴
  咳嗽气喘全消失

● 承山穴
  轻松赶走足跟痛

　……

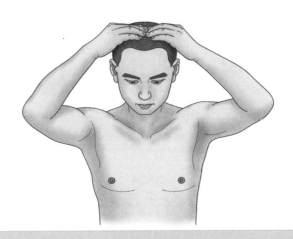

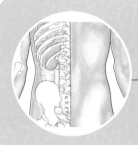

第二章
脊柱保健自疗特效穴

脊柱的疾病症状有很多种，除了脊柱骨脱位、软组织损伤等症状，还有肌肉僵硬酸痛、小关节紊乱、椎间盘突出、关节组织炎症等。人体的经脉中有很多穴位针对这些症状有治疗效果，一般都分布在背部，只要通过简单的按摩就能让你拥有健康的脊柱。

100 长强穴 升阳举陷，改善便秘与脱肛

长强穴位于人体的尾骨端下。经常按摩此穴，可以促进直肠的收缩，对肠炎、腹泻、痔疮、便血、阳痿、腰神经痛、癫痫等病症都有良好的治疗效果。

● 主治功效

（1）按摩这个穴位，可以促进直肠的收缩，使大便通畅，治疗便秘，而且能迅速止泻。

（2）长时间坚持按压这个穴位，具有通任督、调肠腑的功效，对肠炎、腹泻、痔疮、便血、脱肛等疾病，都具有较好的疗效。

（3）长时间按压这个穴位，还对阴囊湿疹、阳痿、精神分裂症、癫痫、腰神经痛等病患，具有不错的调理与改善功能。

● 精确取穴

位于人体的尾骨端下，当尾骨端与肛门连线的中点处。

● 按摩方法

①正坐，上身前俯，左手伸到臀后；②用中指用力揉按穴位，便秘、腹泻或有痔疮的人，会感到酸胀的感觉，同时会感觉酸胀感向体内与四周扩散；③每次用左右手各揉按 1～3 分钟，先左后右。

精确取穴按摩

1 取穴技巧

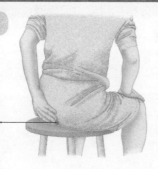

正坐，上身前俯，伸左手至臀后，以中指指腹所在的位置即是。

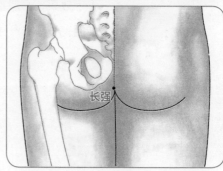

长强

2 配伍治疗

长强＋二白、阴陵泉、上巨虚、三阴交→痔疮
长强＋二白、百会→脱肛、痔疮

程度	指法	时间/分钟
轻	二指揉法	1～3

101 飞扬穴 帮你摆脱脊神经痛

飞，指穴内物质为天部之气也。扬，指穴内物质扬而上行也。飞扬名意指膀胱经气血在此吸热上行。本穴物质为膀胱经跗阳至至阴各穴吸热上行的水湿之气，在本穴的变化为进一步的吸热蒸升，故名"飞扬"。

● 主治功效

（1）按摩此穴，具有清热安神、舒筋活络之功效。

（2）长期按摩此处，可治疗头痛目眩、腰腿疼痛、痔疮等疾病。

（3）此穴对治疗风湿性关节炎、癫痫也具有重要意义。

（4）用力敲打此穴，还可缓解火热上炎、流鼻水、鼻塞等症状。

● 精确取穴

小腿后面，外踝后，昆仑穴直上 7 寸。

● 按摩方法

①正坐垂足，稍稍将膝盖向内倾斜；②一手食指、中指两指并拢，其他手指弯曲；③以食指、中指两指指腹顺着跟腱外侧的骨头向上摸，小腿肌肉的边缘即是该穴；④以指腹按摩该穴，有酸胀感，每日早晚各按揉 1 次，每次 1 ~ 3 分钟。

精确取穴按摩

1 取穴技巧

正坐垂足，将膝盖向内倾斜，以一手食指、中指两指指腹顺着跟腱外侧的骨头向上摸，小腿肌肉的边缘即是该穴。

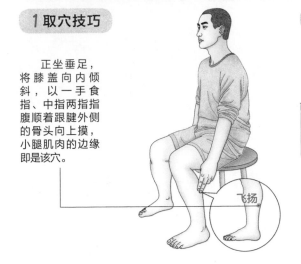

飞扬

2 配伍治疗

飞扬 + 委中 → 腰背酸痛、腿痛

程度	指法	时间 / 分钟
适度	二指按法	1 ~ 3

102 命门穴 补益肾气，轻松摆脱肾虚

命门穴是主掌人体阴性水液的穴位，位于第2腰椎附近。经常按摩此穴，可以补充人体的肾气、精力，对腰痛、腰扭伤、坐骨神经痛、阳痿、月经不调、头痛、耳鸣等病症都有良好的治疗效果。

● 主治功效

（1）经常按摩命门穴可强肾固本，温肾壮阳，强腰膝固肾气，延缓人体衰老。

（2）命门穴是疏通督脉的点，加强与任脉的联系，促进真气在任督二脉上的运行。

（3）除了具有保健养生功效外，按摩命门穴还能治疗阳痿、遗精、脊强、腰痛、肾阳虚衰，行走无力、四肢困乏、下肢浮肿、耳部疾病等症。

● 精确取穴

在第2腰椎棘突下（两侧肋弓下缘连线中点，一般与肚脐正中相对）即肚脐正后方处即是。

● 按摩方法

①取穴时采用站立的姿势，以双手中指指腹同时用力按揉穴位；②此时会有有酸、胀、疼痛的感觉；③每次左右手中指在下，各按揉3～5分钟，先左后右。

精确取穴按摩

1 取穴技巧

正坐，伸两手至腰后，拇指在前，四指在后。左手中指指腹所在位置即是。

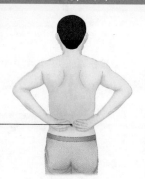
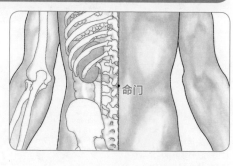

命门

2 配伍治疗

命门＋肾俞、太溪→遗精、早泄

命门＋百会、筋缩、腰阳关→破伤风、抽搐

程度	指法	时间 / 分钟
重	中指按法	3～5

103 风市穴 风湿腰痛不再来

风，即风气、风邪；市指集市、集结。意指该穴易为风邪集结之处，常主治下肢风痹、中风、半身不遂、麻木不仁、腰痛、腰背强直等病，为治疗风邪的要穴，还可以治疗耳聋。

● 主治功效

（1）按摩此穴，具有祛风湿、利腿足的作用。

（2）对治脚痛、腿膝酸痛、腰重起坐难等病症有特效。

（3）下肢神经麻痹、脚气、股外神经炎、遍身瘙痒、半身不遂等患者，长期按压此穴，也能收到很好的调理保健效果。

● 精确取穴

位于人体的大腿外侧的中线上，腘横纹上 7 寸。

● 按摩方法

①直立或侧卧，手自然下垂；②手掌轻贴大腿中线如立正状；③中指指腹所在位置即是；④以中指指腹按揉该穴，每日早晚左右穴位各按揉 1 ~ 3 分钟。

精确取穴按摩

1 取穴技巧

直立或侧卧，手自然下垂，手掌轻贴大腿中线如立正状，中指指腹所在位置即是。

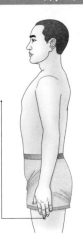

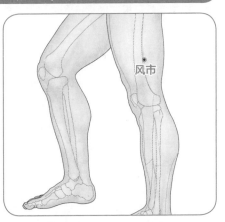

2 配伍治疗

风市＋风池、大杼、大椎→类风湿性关节炎

程度	指法	时间 / 分钟
重	中指按法	1 ~ 3

104 身柱穴 咳嗽气喘全消失

身柱穴是传递阳气的穴位，位于第3胸椎附近。经常按摩此穴，可以提高身体的免疫力和抗病能力，对气喘、感冒、肺结核、背脊强痛、百日咳、痈疮肿毒等病症都有良好的治疗效果。

● 主治功效

（1）常常按摩这个穴位，对气喘、感冒、咳嗽、肺结核，及因咳嗽引起的肩背疼痛等疾病，具有特殊的治疗效果。

（2）按摩这个穴位，还可以有效治疗虚劳喘咳、支气管炎、肺炎、百日咳，而且对痈疮肿毒还具有很明显的作用。

（3）长时间按压这个穴位，对脊背强痛、小儿抽搐、癔症、热病、中风不语等病患，具有不错的调理与保健作用。

● 精确取穴

位于人体背部，当后正中线上，第3胸椎棘突下凹陷中。

● 按摩方法

①正坐或者俯卧，将左手伸到肩后；②用中指指尖揉按穴位，有刺痛的感觉；③两边穴位先左后右，每次各揉按1～3分钟；④小儿或手臂僵硬酸痛的人，可以请他人搓热两手，用单手的掌根之处揉按穴位，效果更佳。

精确取穴按摩

1 取穴技巧

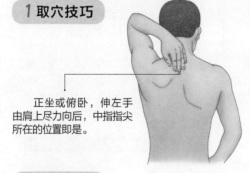

正坐或俯卧，伸左手由肩上尽力向后，中指指尖所在的位置即是。

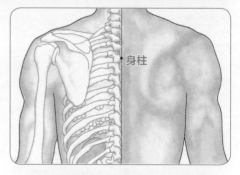

身柱

2 配伍治疗

身柱＋水沟、内关、丰隆、心俞→癫痫
身柱＋风池、合谷、大椎→肺热、咳嗽

程度	指法	时间/分钟
重	中指揉法	3～5

105 承山穴 轻松赶走足跟痛

承，承受、承托也。山，土石之大堆也，此指穴内物质为脾土。承山名意指随膀胱经经水下行的脾土微粒在此固化。本穴物质为随膀胱经经水上行而来的脾土与水液的混合物，行至本穴后，水液气化而干燥的脾土微粒则沉降穴周，沉降的脾土堆积如大山之状，故名"承山"。

● 主治功效

（1）对下肢无力及小腿痉挛有特效。

（2）此外，对腰腿痛、坐骨神经痛、腓肠肌痉挛、足跟痛、四肢麻痹、脚气、痔疮、便秘等病症，都有很好的保健调理作用。

● 精确取穴

小腿后面正中，委中穴与昆仑穴之间，当伸直小腿和足跟上提时腓肠肌肌腹下出现凹陷处即是。

● 按摩方法

①正坐跷足，将欲按摩的脚抬起，置放在另外一腿的膝盖上方；②用同侧的手掌握住脚踝，拇指指腹循着脚后跟正中直上；③在小腿肚下，"人"字形的中点处即是该穴；④以拇指指腹按压此穴，有酸痛感，每日早晚各按压1次，每次1～3分钟。

精确取穴按摩

1 取穴技巧

正坐跷足，将一脚抬起，放在另一腿的膝盖上方。用同侧手掌握住脚踝，拇指指腹循着脚后跟正中直上，在小腿肚下"人"字形的中点处即是。

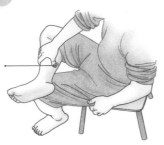

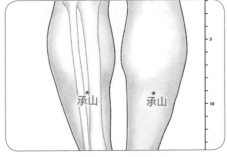

承山　　承山

2 配伍治疗

承山＋承筋、昆仑→足跟痛

程度	指法	时间／分钟
适度	拇指压法	1～3

106 会阳穴 散发水湿，补阳益气

会，会合、交会也。阳，阳气也。该穴名意指膀胱经经气由此会合督脉阳气。本穴物质为下髎穴传来的地部剩余经水，其量也小，至本穴后吸热气化为天部之气，此气与督脉外传的阳气会合后循膀胱经散热下行，穴内气血的变化特点是天部的阳气相会，故名。

● 主治功效

（1）此穴具有散发水湿、补阳益气的作用。经常按压此处，对泄泻、便血、痔疮、阳痿、带下等都具有很好的疗效。

（2）对前列腺炎、小便不利、下肢水肿等均有很好的调理作用。

● 精确取穴

人体骶部，尾骨端旁开 0.5 寸处即是。

● 按摩方法

①正坐，双手向后，手心朝向背部；②中指伸直，其他手指弯曲，将中指指腹置于尾骨端两旁，则中指指腹所在位置即是该穴；③以指腹按压该穴，有酸胀的感觉；④每日早晚各按压 1 次，每次 1 ~ 3 分钟。

精确取穴按摩

1 取穴技巧

取正坐位，双手向后，手心朝向背部，中指伸直，其他手指弯曲，将中指指腹置于尾骨端两旁，则中指指腹所在位置即是。

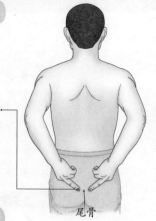

尾骨

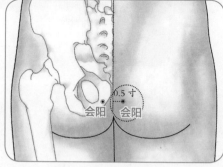

0.5 寸
会阳　会阳

2 配伍治疗

会阳 + 劳宫、太白、足三里→便血不止

程度	指法	时间 / 分钟
适度	中指压法	1 ~ 3

图解肩颈脊柱消百病一学就会

107 百会穴 睡眠安宁祛头痛

百会穴是人体百脉汇集的穴位，位于头部的最高处。经常按摩此穴，可以开窍宁神，升阳固脱，对失眠、神经衰弱、头痛、眩晕、休克、高血压、脑贫血、鼻孔闭塞、脱肛、子宫脱垂等病症都有良好的治疗效果，多被用于辅助脊柱疗法。

● 主治功效

（1）对于中风等症，常与曲池、足三里、三阴交、太冲等穴相伍，有醒神开窍的作用。

（2）长期按摩本穴，有治疗高血压、眩晕、血管性头痛的功效。

（3）此穴具有安神定志的功效，能治心悸、失眠、健忘等症，可用于治疗神经衰弱、心律失常等疾病。

（4）此穴还有升阳举陷之效，能有效治疗治脱肛、泄泻、遗尿等症。

● 精确取穴

位于人体头部，当前发际正中直上 5 寸，或两耳尖连线中点处。

● 按摩方法

①先左手中指按压在穴位上，右手中指按在左手中指指甲上；②双手中指交叠，同时向下用力按揉穴位，有酸胀、刺痛的感觉；③每次按揉 1 ~ 3 分钟。

精确取穴按摩

1 取穴技巧

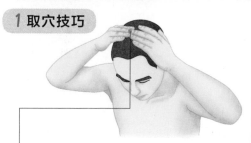

正坐，举双手，虎口张开，拇指指尖碰触耳尖，掌心向头，四指朝上。双手中指在头顶正中相碰触所在处即是。

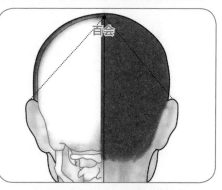

百会

2 配伍治疗

百会 + 天窗→中风失音不能言语

百会 + 长强和大肠俞→小儿脱肛

程度	指法	时间 / 分钟
重	中指按法	1 ~ 3

108 伏兔穴 腿脚酸麻不再来

在现代都市生活中，由于缺乏运动等原因，中年以上的人，膝盖和腿都很容易患上各种各样的毛病，比如双腿酸麻无力、膝盖冰冷等，这时可以每天坚持按摩伏兔穴，就能促进膝盖和双腿的气血循环，多被用于辅助脊柱疗法。

● 主治功效

（1）此穴具有祛风除湿、通经活络、散寒止痛的功效，可治疗腰痛膝冷、下肢麻痹、妇人诸疾、疝气、腹胀腹痛等症。

（2）本穴对于膝关节炎、下肢瘫痪、荨麻疹、腹股沟淋巴结炎等病症，有很好的调理保健功效。

● 精确取穴

位于大腿前面，髂前上棘与髌骨外侧端的连线上，髌骨上 6 寸处。

● 按摩方法

①伸出双手，用双手食指、中指、无名指三指的指腹垂直按揉穴位；②或者轻握拳，用手背指间关节突起处按揉穴位；③每天早晚左右穴各按揉 1 次，每次按揉 1～3 分钟。

精确取穴按摩

1 取穴技巧

正坐，双手食指、中指、无名指三指放于大腿的前外侧，从膝盖上线再向上1/3处，其余两指跷起，则中指指尖所在位置即是该穴。

膝盖

伏兔   伏兔   髌骨

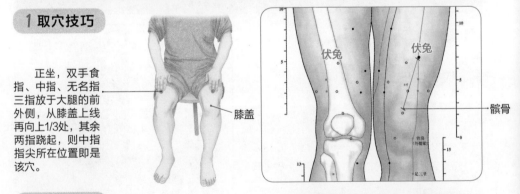

2 配伍治疗

伏兔＋髀关、阳陵泉→下肢痿痹

程度	指法	时间/分钟
适度	三指按法	1～3

109 犊鼻穴 理气消肿，通经活络

犊，小牛也，脾土也。鼻，牵牛而行的上扣之处。该穴名意指流过的胃经经水带走本穴的地部脾土微粒。本穴物质为梁丘穴传来的地部经水，为从梁丘穴的高位流落本穴的低位，经水的运行如瀑布跌落，本穴的地部脾土微粒被经水承运而行，如被牵之牛顺从而行，故名。

● 主治功效

（1）此穴具有通经活络、疏风散寒、理气消肿之功效。

（2）主治膝关节痛、风湿性关节炎、下肢麻痹、脚气水肿、膝脚无力、不适久站等病症。

（3）长期按压此穴，对肛门括约肌功能减退、下痢或大便失禁等病症，具有很好的调理保健功效。

● 精确取穴

在膝部，髌骨下缘，髌韧带（髌骨与胫骨之间的大筋）两侧有凹陷，其外侧凹陷中。

● 按摩方法

①双手掌心向下，轻置于膝盖上；②中指放于膝盖髌骨下外侧的凹陷处，则中指指腹所在位置即是；③以中指指腹揉按，有酸胀的感觉。每日早晚各揉按 1 次，每次左右穴各揉按 1 ~ 3 分钟。

精确取穴按摩

1 取穴技巧

双手掌心向下，轻置于膝盖上，中指放于髌骨下外侧的凹陷处，则中指指腹所在位置即是。

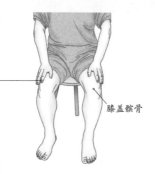

膝盖髌骨

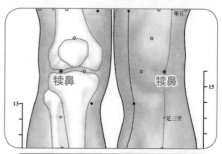

梁丘

犊鼻

犊鼻

足三里

2 配伍治疗

犊鼻 + 阳陵泉、足三里→膝痛

程度	指法	时间 / 分钟
适度	中指揉法	1 ~ 3

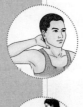

本章看点

● 整脊推拿法
　延缓脊柱衰老

● 自我调脊法
　腰腿运动延衰老

● 立式健脊法
　增加腿和脊柱长度

● 金鱼运动
　矫正脊柱侧弯

● 伸展运动
　缓解脊柱疲劳

● 脊柱体操
　保护脊柱不受伤

　……

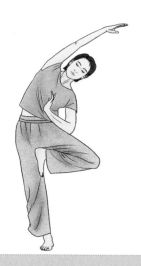

第三章
手脚运动，远离脊柱疼痛

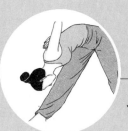

人体衰老不是从眼角第一道皱纹、鬓间第一根白发、腰部第一块赘肉的出现才开始的。俄罗斯著名医生尼古拉·阿莫索夫认为，身体柔韧性的减弱才是人体衰老的第一征兆，所有的疾病都是因脊柱病变而引起的。而对于爱美的女性来说，健康的脊柱等于健全的心脏，而健全的心脏又等于平衡的油脂分泌，平衡油脂分泌又等于平滑的肌肤，由此将会展现一个美丽健康的你！对于脊柱保健，我们来看看专家们的建议。

110 整脊推拿法 延缓脊柱衰老

　　根据人类的衰老机制，延缓衰老应从年轻时开始，延缓衰老的目的在于最大限度地延长整个生命历程中的青春期和健康期，而不是单纯地延长寿命。按照整脊专家的多年经验，其总结出的整脊原则是：整骨不整肌，根本不懂医；整肌不整椎，病痛一大堆。

● 整脊延缓衰老的原理

　　整脊延缓衰老的作用机制主要体现在三个方面：

　　1. 通过整脊改善脊柱自身的功能状态，延缓脊柱的退变进程，进而延缓衰老，即延缓生理性衰老。

　　2. 通过整脊防治与年龄相关的脊柱及脊柱相关性疾病的发生与发展，改善中老年人的生活质量，达到延缓衰老的目的，即预防病理性衰老。

　　3. 在上颈段、下腰段和骶部脊柱施术，刺激副交感神经，调节躯体及内脏的功能活动，既可使全身代谢平衡、血压下降而处于储能状态，又可使与延年有关的组织器官如生殖腺的血流量和营养加强，从而发挥延缓衰老的作用。

● 整脊延缓衰老的手法

　　延缓衰老的推拿整脊保健手法可以单独运用，也可以与膏摩、药熨和药浴等辅助整脊方法配合运用以增强手法应用效果。推拿整脊的体位选择以既能让患者感觉舒适，可持续一定时间，又能方便操作为原则，其手法包括按、揉、拿、点、推、摩、弹拨、拍法、叩法等。

● 整脊延缓衰老的注意事项

　　1. 手法操作过程中可配合膏摩，如用各种芳香精油配合手法操作，一方面可以保护皮肤、增强手法的渗透作用；另一方面可使精油通过透皮吸收，促进皮下组织的新陈代谢，起到精油应有的作用。手法操作结束后，可在腰骶部使用药熨，能进一步温肾壮阳，激发人体阳气，加强延缓衰老的作用。

　　2. 药浴通常在手法操作之前适用，可以使受术者身心高度放松，常用鲜花或藿香、佩兰等具有芳香气味的中草药作为入浴药物，也可以直接采用桑拿或温水浴的方式利用温热的作用使患者放松。

整脊推拿的穴位

整脊推拿以脊柱段穴位为主，尤其是腰骶段，另外配以督脉、手足太阳、少阳和阳明经的经穴，还可以适当配合任脉及其他阴经的穴位。

背 面 图　　　　　　　　　　　　　　　正 面 图

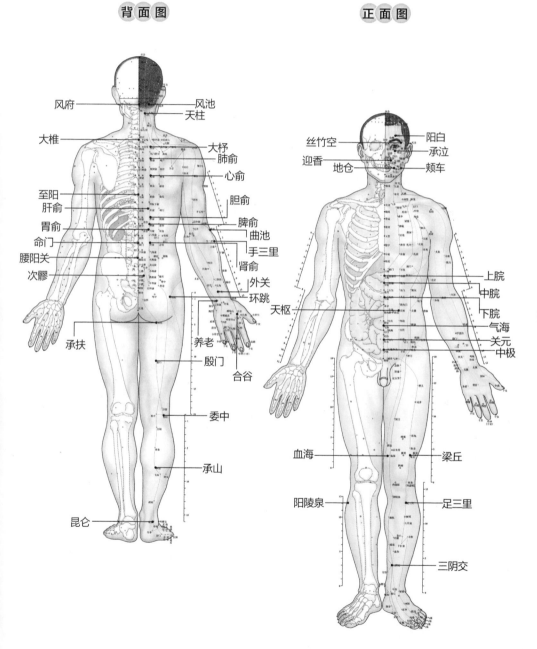

背面图标注（自上而下、左右）：风府、风池、天柱、大椎、大杼、肺俞、心俞、至阳、肝俞、胆俞、脾俞、胃俞、曲池、手三里、命门、肾俞、腰阳关、外关、次髎、环跳、承扶、养老、殷门、合谷、委中、承山、昆仑

正面图标注（自上而下、左右）：丝竹空、阳白、承泣、迎香、地仓、颊车、上脘、中脘、下脘、气海、关元、中极、天枢、血海、梁丘、阳陵泉、足三里、三阴交

⑪ 自我调脊法 腰腿运动延衰老

所谓的自我调脊，也就是自己做一些简单的腿部动作，因为腿部动作是通过牵引双腿来强化腰部和腿部肌肉的保健操。这些动作不仅可以锻炼髋关节附近的肌肉，还能保持身体的平衡，增强人的活力。

通过腿部运动，可以锻炼髋关节附近的肌肉，因此可以防治髋关节的脱臼，并能强化腰部和腿部的肌肉，从而保持身体的平衡，对防止老化有很大的帮助。腿部运动主要针对的是第 9 ~ 12 胸椎、第 1 ~ 5 腰椎以及骶骨的异常，是强化腰部和腿部肌肉的运动。

此外，腰部和骨盆的内脏器官是人体重要的部分，对人体的活力有很大的影响，特别是人体的腰椎附近有很多重要的腧穴。当腰部出现异常时，很容易影响到内脏器官，不仅使人体缺乏活力，还会表现在膝部。一旦膝部衰弱无力，人体的弯曲就变得困难，身体也无法保持平衡，进而使上半身乃至脑部的功能减弱，甚至使全身的功能退化，提早出现老化。

根据姿势的不同，腿部运动可以分为站立运动法和仰卧运动法。

◉ 站立运动法

1. 双脚合拢，挺胸抬头，面对墙壁站立。

2. 右腿保持不动，将左腿往后拉 10 厘米。

3. 双手抵住墙壁，要好像抬起腰部一样，抬头挺胸，将左腿向后拉伸。

4. 上身姿势不变，将伸向后方的脚收回，向前抬起，形成似乎抱住膝盖的姿势，维持 10 秒钟左右后再放下。如此反复将整组动作做 10 次。

◉ 仰卧运动法

1. 仰卧在地上或坚硬的床上，以腰为支点，抬起双脚，然后在脚底放上 1 块板子，并在板子上放置 2 千克的物品。

2. 保持姿势不变，做屈膝运动，维持片刻。

3. 放下双脚，恢复原状。

在做仰卧运动时，如果运动者能轻易在 1 分钟做到 40 ~ 50 次，每次可增加 0.5 千克的重量，然后继续练习。如果担心脚底木板上的物品掉落，可以将木板固定在屋顶或其他地方，只要足底刚好接触即可。

腿部站立运动法

腿部运动是强化腰部和腿部肌肉的保健操，可分为站立法和仰卧法，其中站立法操作较为简单，很容易学会。

动作1

双脚合拢，双臂在身体两侧自然下垂，挺胸抬头，面向墙壁笔直站立。

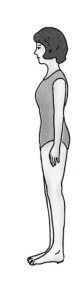

动作2

伸出双手使手掌贴着墙壁，手臂与地面平行，然后将左腿往后拉10厘米。

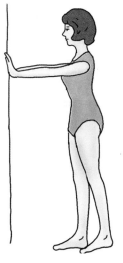

动作3

双手用力抵住墙壁，保持手臂伸直状态，将左腿尽可能向后拉伸，使脚尖着地。

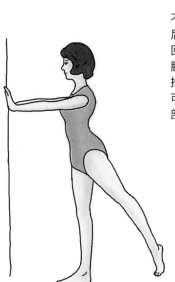

动作4

上身姿势不变，将伸向后方的左脚收回，然后再屈膝，使膝盖上抬到极限，尽可能地靠近胸部，脚背伸直。

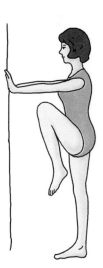

(112) 立式健脊法 增加腿和脊柱长度

现代年轻人的身高比过去增高了很多，然而，仍有许多个子矮小的青少年为增高而苦恼。从生理学角度讲，人的身高主要是由腿和脊柱的长度决定的。所以，为了增高，必须增加腿和脊柱的长度。

腿的发育除了受营养、运动和生活方式等因素影响，还与脊柱的健康状态有极为密切的关系。这是因为支配下肢的神经来自腰、骶部脊柱神经，腰骶椎的结构和功能状态直接影响下肢的生长发育。由此可见，脊柱的健康发育在增高上起着非常重要的作用。下面我们重点介绍几种具有显著整脊和增高双重效果的立式导引增高法。

● 挺脊跐足

两脚合并站立，沉肩垂肘，挺胸拔背，眼睛平视前方，自然呼吸或腹式呼吸。吸气收腹，两足跟同时慢慢抬起，手臂也随之平抬与地面平行，手掌上伸与手臂垂直。保持此动作尽量长的时间后呼气松腹，同时两足跟慢慢落下，手臂收回，反复 20 ～ 30 次为 1 组，每日 3 ～ 5 组。

● 伸臂转腰

两脚分开站立，两臂伸直，双手掌在头顶上方合并。双臂向左旋转，同时头颈部和腰部也向左扭动，扭转至极限，维持 10 秒钟左右，恢复站立位，再向右扭转。如此左右交替，有节奏地进行 10 次。操作时上身及腰部的旋转要尽量用力，使脊柱、下肢关节和相关肌肉得到充分运动。

● 合掌画圈

站立位，双脚双膝靠拢，两臂伸直，双手掌在头顶上方合并。然后前后左右的扭转腰部，使手掌在空中画圈。做这个动作时要注意保持身体平衡，手臂外伸要适度，不要过度屈伸，以免对脊柱造成多余的负担。

● 提腿站立

站立位，右脚站立，左脚提起使脚掌贴于右腿的大腿部，同时左手屈肘，手掌在胸前伸直，右手臂在头顶上方伸直，然后尽量使身体偏向左侧。此时腰部、脚踝都会用力以保持身体平衡，从而达到锻炼全身脊柱及关节的目的。坚持片刻后恢复站立位，反方向以相同方法进行。

立式健脊运动

腰、骶部脊柱神经，腰骶椎的结构和功能状态直接影响下肢的生长发育，所以立式健脊动作在有益于脊柱的同时也有助于身高的增长。

挺脊踮足

两脚合并站立，沉肩垂肘，挺胸拔背，眼睛平视前方，自然呼吸或腹式呼吸。吸气收腹，两足跟同时慢慢抬起，手臂也随之平抬与地面平行，手掌上伸与手臂垂直。

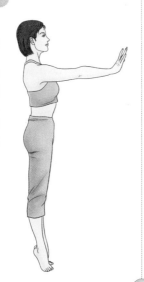

伸臂转腰

两脚分开站立，两臂伸直，双手掌在头顶上方合并。双臂向左旋转，同时头颈部和腰部也向左扭动，扭转至极限，维持10秒钟左右，恢复站立位。

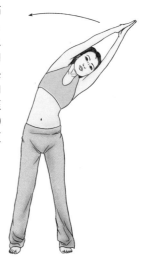

合掌画圈

站立位，双脚双膝靠拢，两臂伸直，双手掌在头顶上方合并。然后前后左右地扭转腰部，使手掌在空中画圈。

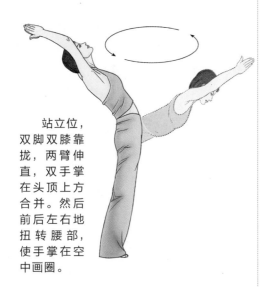

提腿站立

站立位，右脚站立，左脚提起使脚掌贴于右腿的大腿部，同时左手屈肘，手掌在胸前伸直，右手臂在头顶上方伸直，然后尽量使身体偏向左侧。

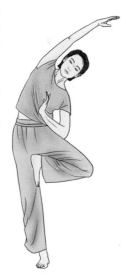

113 金鱼运动 矫正脊柱侧弯

金鱼运动是受到金鱼在水中游泳姿势的启发而来的，主要治疗的是脊柱的左右侧弯。由于此运动在强化内脏功能方面有着很好的效果，所以经常也被用来防治肠胃疾病。

金鱼运动主要针对胸椎和腰椎的异常，特别是对脊柱左右侧弯有很好的矫正效果，还能矫正脊柱小关节半脱位、椎间孔扭曲变小等，消除脊髓神经受压和末梢神经麻痹感，使全身神经功能恢复正常。

金鱼运动的动作幅度较大，独自很难完成时，可以请一个人帮忙抓住双脚，然后再做摆动的动作，这样运动也会比较轻松。但是，帮助的人应配合运动者身体的状态，以舒适的节奏进行，握住双脚的力度不可过大，动作的速度也不可太快，否则不仅会妨碍运动者，还有可能使运动者受到不必要的损伤。独自做金鱼运动时，可以在门上的横木或墙壁悬挂绳子，然后把脚吊起来，只要与地板稍有些距离，就可以独自轻松地完成动作。

● 操作方法

1. 仰卧在地上或坚硬的床上，身体尽量伸直，全身放松，双脚并拢上跷，双手交叠，放在脑后。

2. 手肘张开，上半身、下半身稍稍抬起，以腰部为支点，与地板保持水平，像鱼在水中游那样左右摆动身体 2 ~ 5 分钟，每日 2 ~ 3 次。

金鱼运动不仅能矫正脊柱左右侧弯，还能缓解脊神经的压力，对强化背部肌肉也很有好处。此外，此运动能刺激腹部，对内脏功能也有强化作用，特别是对治疗和预防肠扭转、肠梗阻、便秘有较好的功效，中年肥胖者也可做金鱼运动来使腰部变细。

近些年来，日本养生学家提出了一套名为"西氏健康法"的养生保健操，金鱼运动就被列入这套保健操的内容之中。根据相关资料，日本养生学家指出金鱼运动有着协调交感神经与副交感神经及全身的神经功能、预防脊柱侧弯、加强胃肠蠕动的功效，不仅能降低患阑尾炎的概率，还能促进骨髓的生成。

金鱼运动疗法

金鱼运动主要是利用左右扭转腰部的方式来矫正脊柱的左右侧弯，长期坚持这一动作，还能使腰部变细，爱美的女生们也不妨试试这一动作。

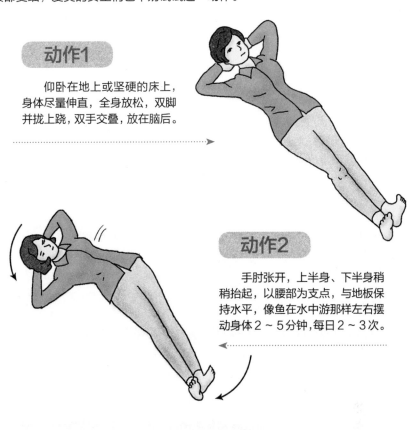

动作1

仰卧在地上或坚硬的床上，身体尽量伸直，全身放松，双脚并拢上跷，双手交叠，放在脑后。

动作2

手肘张开，上半身、下半身稍稍抬起，以腰部为支点，与地板保持水平，像鱼在水中游那样左右摆动身体2～5分钟，每日2～3次。

延伸动作

在金鱼动作的基础上，还可以做一下这个延伸动作。首先是动作1的姿势，然后腹部用力，双手抱头，抬起上半身，同时脚背向内即小腿方向弯曲，坚持片刻后恢复初始姿势。

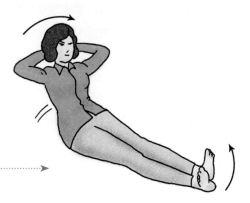

114 伸展运动 缓解脊柱疲劳

伸展运动是一种简单而方便的身体保健运动。长期坚持这项运动，能增强身体的柔软度，使肌肉放松，进而减少肌肉的受伤机会和酸痛情况，有效地预防脊柱病症。

下面给大家介绍的这几个简单的伸展运动动作，都能很好地缓解运动所带来的疲劳，促进身体各关节的血液循环，缓解脊柱疲劳。无论采用哪种姿势做伸展运动都可以让全身的肌肉适度伸缩，它对因坐办公室或站着工作所产生的疲劳等症状有很好的缓解作用。

● 抬腿动作

身体仰卧，两眼向上平视，右腿伸直抬起，双手置于右腿膝盖后部并夹紧，将膝盖向胸前靠拢，脚背尽可能保持大的弯曲状态。呼气的同时弯曲双肘部，牵拉上体，并使头颈部前倾，维持 10 ~ 15 秒，重复 2 ~ 3 次。左腿按相同的方法进行。

● 转动膝盖

身体平躺，两眼直视上方，放松肌肉，然后轻轻呼气，左腿屈膝 90°，右手按在左腿弯曲的膝盖上向右转动。同时保持左肩稳定不转动，头部偏向左方，腰部跟着做最大幅度的转动，左右腿各做 2 ~ 3 次。此动作可以缓解日常生活中累积的腰部无力、沉重感。

● 扭腰动作

站立姿势，双臂自然下垂，双脚打开与肩同宽，保持背肌伸直，然后右腿前弓，左腿后屈。呼气的同时，身体尽可能向右侧转动，左臂在头上方向右做最大程度的伸展，肘部尽可能平伸不弯曲。左腿按相同方法进行。

● 俯卧伸展

俯卧，用双肘和前臂支撑，将上半身抬起离开床面，需要注意的是，在上半身抬起的时候，骨盆和双腿都不能跟着上抬，要有意放松腰椎部肌肉，使腰部下陷，维持姿势 5 ~ 10 分钟。该方法对腰椎后方移位综合征和腰椎不稳定的患者有积极的治疗意义。

伸展运动疗法

适当地坚持这些伸展运动，不仅能消除脊柱的负荷，减轻身体的疲劳感，更有益于保持一个健康的身体。

抬腿动作

身体仰卧，右腿伸直抬起，双手置于右腿膝盖后部，将膝盖向胸前靠拢，脚背尽可能保持大的弯曲状态，呼气的同时弯曲双肘部，牵拉上体，并使头颈部前倾。

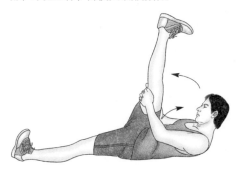

转动膝盖

身体平躺，轻轻呼气，左腿屈膝90°，右手按在左腿弯曲的膝盖上向右转动，同时保持左肩稳定不转动，头部偏向左方，腰部跟着做最大幅度的转动。

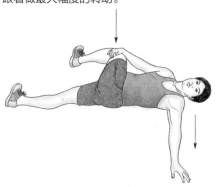

扭腰动作

站立，双脚打开与肩同宽，然后右腿前弓，左腿后屈。呼气，身体尽可能向右侧转动，左臂在头上方向右做最大程度的伸展，肘部尽可能平伸不弯曲。

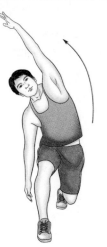

俯卧伸展

俯卧，用双肘和前臂支撑，将上半身抬起离开床面，此时骨盆和双腿都不能跟着上抬，要有意放松腰椎部肌肉，使腰部下陷，维持姿势5～10分钟。

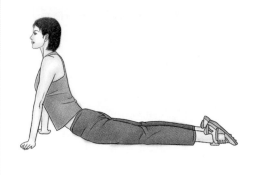

115 脊柱体操 保护脊柱不受伤

脊柱作为人体的中轴，是我们活动的重要支柱。它的任何一个椎骨受到伤害，都会使与其相关的器官受到影响，从而引发人体的疾病，所以在日常生活中做一些脊柱体操，能有效地保护脊柱不受伤害。

脊柱体操有一整套完整的动作，在这里针对不同的椎体我们选择一个动作来介绍。

● 颈椎体操

仰躺，全身放松，双腿伸直，双脚打开，脚背伸直。双手握拳屈肘，使上肢紧贴身体，前臂垂直于身体。扩胸将肩胛骨靠拢，然后把头部尽可能地往上抬起，直至下颌贴到胸口，接着深吸一口气后憋住气息，做挺胸的动作，直到不能再支撑时，回到初始姿势。

● 胸椎体操

跪坐在地板上，将上半身向后仰，直至双手握住双脚脚踝。放松腰部，保持双手紧握脚踝的状态，抬起上半身，注意膝盖一定不能抬起来，也可以让家人帮助压住膝盖，以免抬起。然后深吸一口气维持上半身抬起的姿势，直到无法支撑时，呼气放松，恢复到初始姿势。

● 腰椎体操

身体仰卧，两手张开与身体垂直，两腿膝盖并拢弯曲90°，向胸部靠拢。两膝保持弯曲90°，并向上抬起与腰部垂直，然后慢慢向左侧转动。轻轻呼气，并用左手按住右膝，注意双膝不要分开，腰部最大限度地向左转动，同时保持右肩紧贴地面，头部向右转动。反方向采用相同方法。

● 骶尾椎体操

仰躺，全身放松，双脚打开，手掌朝上的将双臂在身体两侧端平伸直，使人体呈"大"字形。深吸一口气的同时抬起左腿，向身体右侧最大限度地伸展，此时腰部也向右侧扭转，保持双臂伸直状态，憋气到无法承受时，呼气放松，恢复到"大"字形，反方向做相同动作。

脊柱体操疗法

在进行脊柱体操动作时，尽可能使用腹式呼吸法，吸气要快，呼气要长，1分钟之内呼吸1~2次为最佳状态。

颈椎体操

仰躺，双手握拳屈肘，使前臂垂直于身体。扩胸将肩胛骨靠拢，把头部尽可能地往上抬起，直至下颌贴到胸口深吸一口气后憋气，做挺胸的动作。

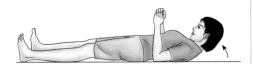

胸椎体操

跪坐，上半身后仰使双手握住脚踝，放松腰部，抬起上半身，注意膝盖一定不能抬起来。然后深吸气维持上半身抬起的姿势，直到无法支撑时，呼气放松。

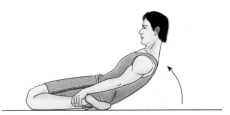

腰椎体操

仰卧，两膝并拢弯曲90°向上抬起，然后向左侧转动。轻轻呼气，用左手按住右膝，腰部最大限度地向左转动，同时保持右肩紧贴地面，头部向右转动。

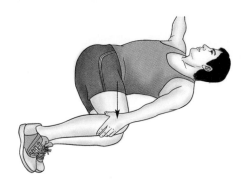

骶尾椎体操

仰躺，人体呈"大"字形。深吸气的同时抬起左腿，向身体右侧最大限度地伸展，腰部也向右侧扭转，保持双臂伸直状态，憋气到无法承受时，呼气放松。

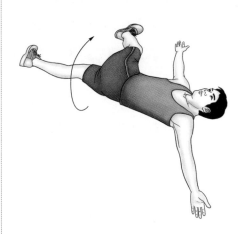

(116) 颈源性眩晕 疏通气血止眩晕

如果颈椎出现病理性变化，如关节突骨质增生、后伸性椎体半脱位导致上关节突向前移位、后侧型颈椎间盘脱出或钩椎关节向侧方骨质增生等，都会使颈椎软组织痉挛，刺激压迫椎动脉，进而导致供血不足，引发脑内微循环障碍。这些是导致头痛、眩晕的根本原因，也是颈源性眩晕的病因。

● 诊断

1. 颈源性眩晕者病发时，会感觉自己或周围的事物在不停地沿同一个方向进行旋转，身体站不稳，不断地摇晃，感觉地面也在晃动。

2. 患者会出现头痛、恶心呕吐、视物不清、四肢麻木、耳鸣耳聋、血压异常等症。部分患者还会伴有失眠、神经衰弱等症，颈部酸痛、胀痛，活动不利。

3. 利用 X 线检查，看颈椎的第 2 椎体、椎间孔、椎间关节等是否发生病变。

● 治疗方法

● 颈肌按摩法

按摩颈部可使血液正常循环，有效缓解眩晕。颈骨的左右两侧均有颈肌经过，指压时要特别针对僵硬的肌肉做重点指压。患者可取站立或坐位，双手四指并拢做环抱颈项状，以指尖同时指压左右颈肌，并以每次下移 2 厘米的方式进行指压。

● 指压外关穴

对于眩晕的治疗，在按摩颈肌之后可以再指压手部的外关穴，左右手的此穴位皆要仔细指压，症状才会消除。经常按摩此穴，对热病、感冒、高血压、偏头痛、失眠等有很好的调理作用。患者可取站立或坐位，量出距手腕约 2 根手指的地方，立起拇指指尖，使之与肌肤成垂直方向揉按穴位，可消除眩晕感。

● 中药疗法：逍遥散

药材：当归、柴胡、茯苓、白术、丹皮、决明子各 12 克，赤芍、白芍、香附、薄荷（后下）各 15 克，甘草、白芥子各 8 克。

服用：用清水煎服，空腹服用，每日 1 剂。

功效：主治经脉不通，头痛目眩。

治疗方法

理筋通络、调和气血、镇静止痛是治疗颈源性眩晕的主要原则，可以在使用穴位、肌肉按摩方法的同时配以中药治疗，双管齐下，效果更佳。

颈肌按摩法

患者可取站立或坐位，以指尖同时指压左右颈肌，并以每次下移2厘米的方式做指压，要特别针对僵硬的肌肉做重点指压。

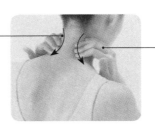

沿着颈部左右两侧颈肌经过的地方下移

双手四指并拢做环抱颈项状

指压外关穴

患者可取站立或坐位，立起拇指指尖，使之与肌肤成垂直方向揉按穴位，可消除眩晕感。

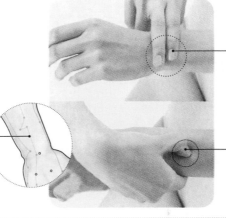

量出距手腕约2根手指的地方

拇指指尖垂直于肌肤

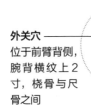

外关穴
位于前臂背侧，腕背横纹上2寸，桡骨与尺骨之间

药性药理

茯苓	白术	白芍	甘草
属性：味甘淡，性平。	**属性**：味苦甘，性温。	**属性**：味苦酸，性凉。	**属性**：味甘，性平。
功效：渗湿利水、益脾和胃、宁心安神，可治小便不利、水肿胀满、腹泻、遗精、淋浊、惊悸、健忘等症。	**功效**：补脾益胃、燥湿和中，可治脾胃气弱、倦怠少气、虚胀腹泻、黄疸、自汗、胎气不安等症。	**功效**：养血柔肝、缓中止痛、敛阴收汗，可治胸腹及胁肋疼痛、泻痢腹痛、自汗盗汗、阴虚发热等症。	**功效**：和中缓急、润肺解毒，可治脾胃虚弱、劳倦发热、心悸惊痫、咽喉肿痛、消化性溃疡，还可解药毒。

(117) 背部软组织损伤 舒筋通络止背痛

背部软组织损伤多是因为受到外力而导致的背部肌肉拉伤与劳损，例如在搬、抬、扛重物时，肩背部肌肉突然受到扭伤。另外，在人体过度劳累时也可能会引起损伤，一般都是发生在斜方肌与菱形肌等部位。

● 诊断

1. 曾经有过扭伤病史，背部肌肉出现痉挛，在较小的范围内有压痛点。情况严重时，痛感会放射至整个上肢以及颈肩部，使活动受限，而且疼痛部位也会表现为持续隐痛。

2. 过度劳累或是长时间维持同一个姿势后，背部肌肉承受的压力累积，疼痛症状就会明显，并且局部疼痛症状会随着气温的降低、湿度的增大而加剧。

● 治疗方法

● 按压肩井穴

肩井穴在颈项与肩膀连接处，也就是在左右两侧的肩峰上，指压此处时，颈部及肩膀都会有刺痛感，但会让肩膀舒服不少，由此缓解肩背部扭伤的肌肉。按压方法是：患者可以取坐位或站立位，然后将一手的食指和中指并拢，放在对侧的肩井穴上，按略微朝向脊柱骨的方向来按压。

● 拳击法

拳击法多用于腰背部，本法具有舒筋通络、调和气血、提神解疲、化瘀止痛等作用。使用该方法时，患者可以取坐位或站立位，两臂自然下垂，上肢肌肉放松，然后推拿者站于患者的身后，将手握成空拳，用拳背或小鱼际轻轻侧击敲打肩部、背部，本法又称为"捶打法"。

● 掌拍法

掌拍法主要作用于肩、背、腰、臀及下肢部，具有舒筋活络、行气活血、解除痉挛等作用。患者俯卧趴在床上，推拿者站在患者身体一侧，双手伸直，以双手掌着力，一手拍下，另一手抬起，以这种一上一下的方式，交替进行拍打。在背部的拍打顺序是由上到下，由中间到两侧，力度掌握在皮肤被拍得微红即可。

治疗方法

对于背部软组织损伤的疼痛来说，最重要的解决方法就是舒筋通络，消除肩背部的超负荷压力，下面就是比较常用的方法。

按压肩井穴

患者取坐位或站立位，然后将一手的食指和中指并拢，放在对侧的肩井穴上，按略微朝向脊柱骨的方向来按压。

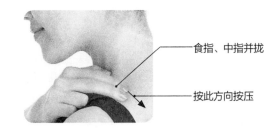

食指、中指并拢

按此方向按压

拳击法

患者取坐位或站位，两臂自然下垂，上肢肌肉放松，然后推拿者站于患者的身后，将手握成空拳，轻轻侧击敲打肩部、背部。

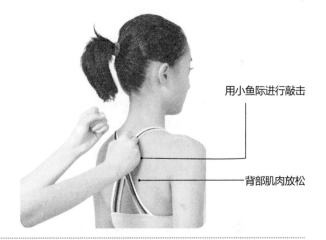

用小鱼际进行敲击

背部肌肉放松

掌拍法

患者俯卧，推拿者站在患者身体一侧，双手伸直，以双手掌着力，交替进行拍打。

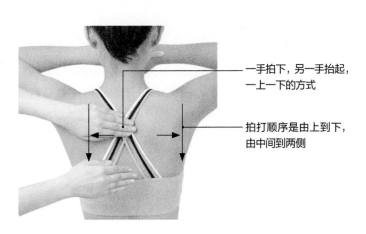

一手拍下，另一手抬起，一上一下的方式

拍打顺序是由上到下，由中间到两侧

(118) 慢性腰肌劳损 舒筋通络消负荷

慢性腰肌劳损通常是因为人们长期维持一种姿势，或日常生活中形成的不良习惯，使腰部承受的压力过大，超出腰部所能负担的范围而使腰部出现酸痛无力。或是由于急性腰扭伤病发时没有得到及时的治疗，后期反复发作，转为慢性腰肌劳损。

● 诊断

1. 腰及腰骶部频繁出现酸痛，尤其在劳累后疼痛会加剧，休息时疼痛减轻。

2. 疼痛会随着天气、湿度等的变化而加重或减轻。湿度过大或者是气温太低，都可以引发或是加重疼痛状况，出现腰部冷痛，酸软无力。

3. 对于腰骶椎先天性畸形患者来说，腰骶部两侧的活动不统一，使腰部软组织比一般人更加容易劳损，出现腰部沉重无力，持续性隐痛。

● 治疗方法

● 指节叩击法

指节叩击法可用于腰背部疼痛部位，可以改善腰背部组织的不平衡状态，对缓解疼痛有很好效果。该方法可由患者自己施行，也可以由推拿者施行。患者自己操作时，双手伸到腰后，握拳突出中指指间关节，然后用中指指间关节处深而有力地叩击疼痛点，以此达到治疗劳损性腰痛的目的。

● 摇腰法

摇腰法具有润滑关节、松解粘连、解除痉挛、整复错位等作用，但必须在各关节生理功能许可的范围内进行，不可用力过猛，否则就会造成腰扭伤，给腰部带来新的疼痛。使用该方法时，患者取坐位，推拿者用双腿夹住患者的一条腿，双手分别扶住其两肩，用力向左右旋转摇动。

● 卧位屈曲法

本方法适用于脊柱不稳定和后方移位综合征患者。首先患者仰卧，双髋关节和双膝关节屈曲约 45°，然后双手抱膝，用力推动双膝关节向胸部运动，使膝盖尽可能靠近肩部。在双膝屈曲达到极限后，双手用力下压，然后放松，恢复到起始位置，如此重复10～15次。

治疗方法

对于慢性腰肌劳损的疼痛来说，最重要的解决方法就是舒筋通络，消除腰部的超负荷压力。

指节叩击法

患者双手伸到腰后，握拳突出中指指间关节，用中指指间关节处深而有力地叩击疼痛点，以此达到治疗劳损性腰痛的目的。

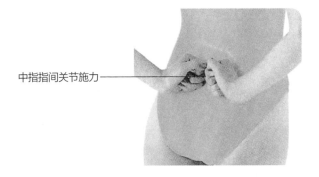

中指指间关节施力——

摇腰法

患者取坐位，推拿者用双腿夹住患者的一条腿，双手分别扶住其两肩，用力向左右旋转摇动。

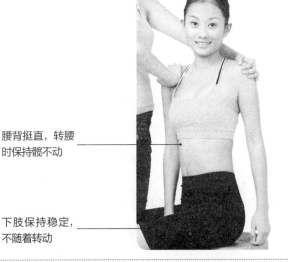

腰背挺直，转腰时保持髋不动

下肢保持稳定，不随着转动

卧位屈曲法

患者仰卧，双手抱膝，推动双膝关节向胸部运动，双膝屈曲达到极限后，双手用力下压，然后放松。

双髋、双膝关节屈曲约45°

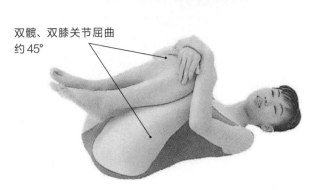

腰椎间盘突出症 让腰椎活动自如

腰椎间盘突出症主要是因为腰椎间盘退变引发周围纤维环破裂或者是髓核突出，使神经根受到压迫，进而引发的疼痛。根据病因的不同，疼痛表现为不同的症状，从腰到大腿部都会有痛感的出现，严重时还会出现暂时性的跛行等情况。

● 诊断

1. 活动时疼痛加剧，休息后减轻。使脑脊液压力增高的动作，咳嗽、打喷嚏和排便等都会加重腰部放射痛。放射痛沿坐骨神经传导直达小腿外侧足背或足趾，如因为第 3 ~ 4 腰椎间盘突出，第 4 腰椎神经根受压迫会产生向大腿前方传导的放射痛。

2. 多数患者采用侧卧位并屈曲患肢。个别严重病例在各种体位均出现疼痛，只能屈髋屈膝跪在床上以缓解症状，并且腰椎管狭窄者常有间歇性跛行。

● 治疗方法

● 徒手牵引法

患者仰卧在床上，双髋关节屈曲 90°，双腿与床面垂直。然后弯曲双肘，前臂与地面垂直，双掌托住双髋，让腰椎尽可能地抬高，同时保持双腿伸直，头颈部紧贴地面，以此牵引腰椎。每次牵引 20 ~ 60 秒，间歇牵引 10 ~ 15 次，每日 2 ~ 3 次。该方法有利于减轻腰椎神经根所带来的刺激和压迫，缓解腰部疼痛。

● 悬空牵引法

使用该方法前，先准备 1 个单杠或类似的装置，患者站在其下方，双手紧握单杠并使双脚离地，身体悬空。每次 1 ~ 2 分钟，每日做 2 ~ 4 次。牵引时间根据患者的体力来定，牵引时应注意保护身体，防止摔伤。

● 骨盆牵引法

本方法用于初次发作或反复发作的急性期及症状较轻者。患者仰卧在床上，头部下面垫 1 个枕头，双臂自然下垂放在身体两侧，腰部和双腿都伸直。然后在患者脚部那一头床的左右支架上安装 2 个简易的滑轮，绳子穿过滑轮，一边系在患者的腰部，一边下系 10 千克左右的重物（即每侧牵引力为体重的 1/5 左右），从而达到牵引伸展腰部的目的。注意要在腰部绑上腰带，绳子系在腰带上，以免拉伤腰部皮肤，另外足跟一侧的床架可抬高 15°，便于对抗牵引。

治疗方法

牵引治疗是一种基于被动运动的治疗方法，在现代医疗中已经被广泛应用于腰椎间盘突出症和其他腰腿痛的治疗，临床证明这种方法具有明显疗效。

徒手牵引法

患者仰卧，双髋关节屈曲90°，然后弯曲双肘，双掌托住双髋，尽可能抬高腰椎，保持双腿伸直，头颈部紧贴地面。

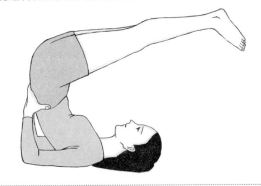

悬空牵引法

患者站在单杠下方，双手紧握单杠并使双脚离地，身体悬空。

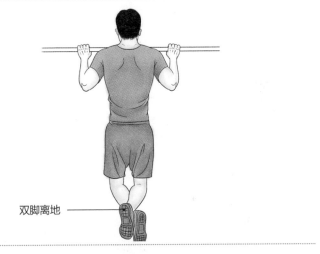

双脚离地

骨盆牵引法

患者仰卧，在脚部那侧床的左右支架上安装2个简易的滑轮，绳子一边系在患者腰部，一边下系10千克左右的重物，以此达到伸展腰部的目的。

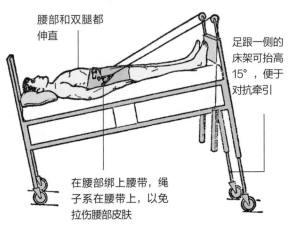

腰部和双腿都伸直

足跟一侧的床架可抬高15°，便于对抗牵引

在腰部绑上腰带，绳子系在腰带上，以免拉伤腰部皮肤

233

120 腰椎骨关节病 伸展疼痛的腰部

老年人容易患上腰椎骨关节病，尤其是女性。这主要是因为骨关节会随着年龄的增长发生变化，所能承受的压力降低，再加上骨质增生、韧带松弛等原因，都会促使腰椎骨关节病的形成。

◉ 诊断

1. 疼痛一侧的骶髂关节会感觉到酸胀或不舒服，腰骶部也酸软无力。只有在频繁更换姿势或改变身体的重心时才能缓解疼痛。

2. 急性病症患者一般表现为突然疼痛，并且痛侧从臀部到下肢都会有肿胀麻木的感觉，还会出现放射性疼痛，腰部隐痛无力。

3. 病情严重者，会出现腰椎侧弯畸形，会向健康侧凸出，而疼痛侧竖脊肌痉挛，引起骶髂关节压痛，下肢出现放电似的疼痛。

◉ 治疗方法

◉ 复位屈曲法

该方法对腰椎不稳定、骨质增生、移位综合征等引发的腰椎骨关节病患者适用。首先患者仰卧，推拿者站在患者身旁，用一只手握住患者单只脚踝，起固定作用，另一只手放在患者微屈的单膝关节上，使患者抬起的单腿向推拿者站立的方向旋转，有节奏地重复做10～20次。

◉ 5点支撑法

患者取仰卧位，双腿伸直，双臂自然放在身体两侧，然后将双腿的膝关节屈曲，用双脚、头部和双肘支撑床面，共同用力把臀部和腰背部尽量抬起，使其最大限度地离开床面。这时，人体如同一个"拱桥"，因此这一式也称为"拱桥式"。维持3～10秒钟后轻轻放下，反复做5～10次，每日1～2次，坚持2～3周。

◉ 腰肌锻炼法

患者俯卧，双腿伸直，双臂放在身体两侧自然伸直下垂，然后腹部贴在床面上，双臂抬起向后伸。同时也将上半身和双腿抬起离开床面，头部自然前伸平抬，不要过度抬起或下垂，维持3～10秒钟后放下，反复做3～10次。

治疗方法

腰椎骨关节病的治疗主要是通过对腰椎骨关节的伸展、推拿，调整错位或受到损伤的关节及其周围的肌肉和韧带，治疗疼痛。

复位屈曲法

患者仰卧，推拿者用一只手握住患者单只脚踝，另一只手放在患者微屈的单膝关节上，使其单腿向推拿者站立的方向旋转。

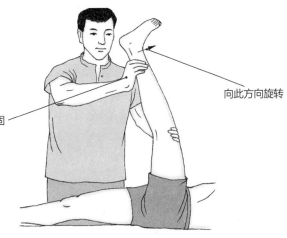

向此方向旋转

握住脚踝起固定作用

5点支撑法

患者仰卧，双膝关节屈曲，双脚、头部和双肘支撑床面，共同用力把臀部和腰背部抬起，使其最大限度地离开床面。

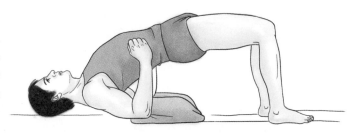

腰肌锻炼法

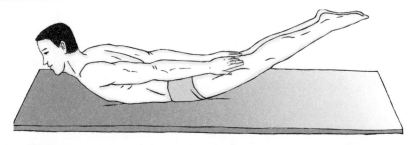

患者俯卧，双腿伸直，双臂后伸放在身体两侧，腹部贴在床面，将上半身和双腿抬起离开床面，维持 3 ～ 10 秒钟后放下。

121 坐骨神经痛 缓解腰腿疼痛

坐骨神经痛，是指坐骨神经通路及其分布区域内的疼痛，是一种常见的周围神经疾病，它可分为根性坐骨神经痛和干性坐骨神经痛两种。前者多由如腰椎间盘突出、脊柱肿瘤等脊柱病变引起；后者则多由坐骨神经炎等引起，发病较急。

● 诊断

1. 站立时，身体略向健康一侧倾斜，患侧下肢在髋、膝关节处微屈而足跟不着地。睡觉时，向健侧侧卧，患侧下肢髋、膝关节呈微屈姿势。

2. 疼痛一般多由臀部或髋部开始，向下沿大腿后侧、腘窝、小腿外侧、足背外侧扩散。疼痛常在咳嗽、用力、弯腰、震动时加剧。

● 治疗方法

● 拔罐法

穴位：关元俞穴、环跳穴、殷门穴、秩边穴。

治疗方法：让患者取俯卧位，对穴位进行常规消毒后，首先用毫针刺入穴位中，针刺得气后，在穴位上留针，然后用火罐吸拔在穴位上 10 ～ 15 分钟，起罐后继续留针 15 分钟，每日 1 次，6 次为 1 个疗程。

● 艾灸法

主穴：环跳穴、秩边穴、夹脊穴、委中穴。

配穴：肾俞穴、关元俞穴、次髎穴。

施灸方法：首先选择 1.5 寸以上长的毫针，对穴位进行常规消毒后，将针刺入穴位中，针刺得气后，在穴位上留针。接着将艾绒搓成团裹在针柄上，或者将 2 厘米长的艾条套在针柄上，但无论艾绒还是艾条，都应该离皮肤有 2 ～ 3 厘米的距离。然后点燃艾绒或艾条的顶端，通过针体将热力传入穴位。每次艾绒灸 3 ～ 4 团，艾条灸 1 ～ 2 段即可。

● 运动法

患者仰卧，身体平躺，两眼直视上方，两手臂伸直放松，两膝弯曲并竖起。然后在呼气的同时将臀部尽可能向上抬起，使其尽量离开床面。注意膝盖不要向两旁张开，用脚跟着地支撑身体，保持身体和骨盆、大腿部成一条直线，维持 5 秒钟后慢慢放下臀部，反复进行。

治疗方法

坐骨神经痛通常表现为腰部、腿部的酸痛无力，严重时影响正常的活动，治疗的原则是舒筋通络，缓解疼痛。

精确取穴

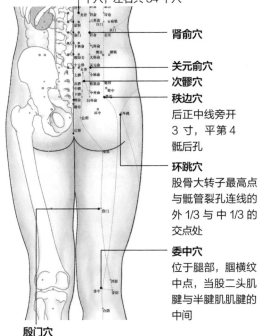

夹脊穴
位于第1胸椎至第5腰椎棘突下，旁开0.5寸，一侧17个穴，左右共34个穴

肾俞穴

关元俞穴

次髎穴

秩边穴
后正中线旁开3寸，平第4骶后孔

环跳穴
股骨大转子最高点与骶管裂孔连线的外1/3与中1/3的交点处

委中穴
位于腿部，腘横纹中点，当股二头肌腱与半腱肌肌腱的中间

殷门穴
大腿后面，当承扶穴与委中穴的连线上，承扶穴下6寸处

拔罐法

患者俯卧，对穴位进行消毒后，用毫针刺入穴位中，针刺得气后，在穴位上留针，然后用火罐吸拔在穴位上10～15分钟，起罐后继续留针15分钟。

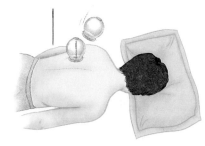

艾灸法

患者俯卧，用毫针刺入穴位，针刺得气后，在穴位上留针，将艾绒搓成团裹在针柄上，距离皮肤2～3厘米。然后点燃艾绒的顶端，通过针体将热力传入穴位。

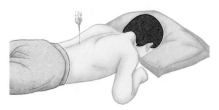

运动法

患者仰卧，身体平躺，两膝弯曲并竖起，呼气并将臀部尽量向上抬起，膝盖不要张开，用脚跟着地支撑身体，使身体和骨盆、大腿部成一条直线。

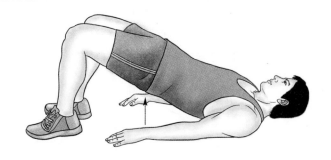

(122) 腰椎骨质增生症 减缓刺激变轻松

椎休、椎间盘以及椎间关节的退行性改变使腰椎间原本的稳定性受到破坏，腰椎周围的软组织也因此受到牵拉或是压迫，这是出现腰椎骨质增生症的主要原因。腰椎骨质增生症在中年人和老年人中比较常见。

● 诊断

1. 轻者尚能工作，但休息后或次日疼痛加重，甚至不能起床；伤后重者疼痛剧烈，当即不能活动。疼痛会随着天气、湿度等的变化而加重或减轻，而且在劳累后疼痛会加剧，休息时疼痛减轻。

2. 从臀部到下肢都会有肿胀麻木的感觉，并出现放射性疼痛，腰部隐痛无力。

● 治疗方法

● 三指拿捏法

三指拿捏法常用于项背、腰背及四肢，具有舒筋通络、行气活血、消积化淤、调理脾胃等作用。使用该方法时，患者取俯卧位，推拿者用双手拇指指腹顶住患者腰背部的皮肤，然后用食指和中指在前按压，三指同时用力提拿肌肤。双手交替向前移动，以此消除肌肉痉挛，缓解疼痛。

● 腰椎推拿法

患者俯卧在床上，双腿伸直，使腰椎伸展。推拿者站在患者身体一侧，一手放在患者疼痛侧的大腿根部，将腿部抬起，同时，另一只手按在患者疼痛的腰椎处，在抬起大腿的同时，按压腰椎。依此反复进行，左右腿交替，注意不可用力过度。这种方法能使患者的腰椎得到充分的推拿，有利于缓解腰椎疼痛。

● 中药疗法：独活寄生汤

药材：独活、防风、杜仲、党参、秦艽、全当归、赤芍、茯苓各 9 克，桑寄生、牛膝各 15 克，酒熟地黄 18 克，白术 12 克，细辛、肉桂各 3 克，炙甘草 6 克。

服用：1000 毫升水煮剩 300 毫升药汁，分 3 次服用，1 日 3 次。

功效：祛风、散寒、除湿，治疗腰部冷痛。

治疗方法

增生的骨质刺激腰椎周围的软组织，会出现压迫神经、水肿等现象，使用推拿疗法的同时配以中药内服，会使治疗效果更佳。

三指拿捏法

患者取俯卧位，推拿者双手用拇指指腹顶住患者腰背部的皮肤，然后用食指和中指在前按压，三指同时用力提拿肌肤。

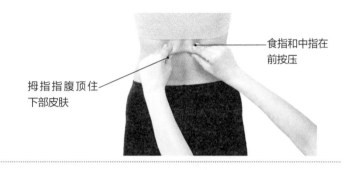

食指和中指在前按压

拇指指腹顶住下部皮肤

腰椎推拿法

患者俯卧，推拿者站在患者身体一侧，一手放在患者疼痛侧的大腿根部，另一只手按在疼痛的腰椎处，抬起大腿的同时按压腰椎。

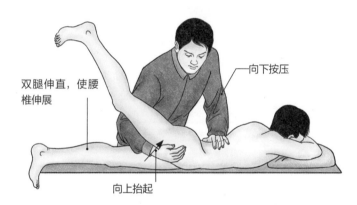

向下按压

双腿伸直，使腰椎伸展

向上抬起

药性药理

独活	防风	杜仲	党参
属性：味苦辛，性微温。	**属性**：味辛甘，性温。	**属性**：味甘、微辛，性温。	**属性**：味甘、微苦，性平。
功效：祛风除湿、通痹止痛，可治风寒湿痹、腰膝疼痛、少阳伏风头痛，以及风湿头痛、风寒头痛等。	**功效**：祛风、除湿、止痛，可治外感风寒、头痛、目眩、风寒湿痹、骨节酸痛、四肢挛急、破伤风等症。	**功效**：补肝肾、强筋骨、安胎，可治腰脊酸痛、足膝痿弱、小便余沥、阴下湿痒、胎漏欲坠、高血压等。	**功效**：补中益气、健脾益肺，可治气血不足、脾肺虚弱、劳倦乏力、气短心悸、血虚萎黄、便血等症。

图书在版编目（CIP）数据

图解肩颈脊柱消百病一学就会 / 赵鹏，高海波主编
. — 南京：江苏凤凰科学技术出版社，2020.5
ISBN 978-7-5713-0521-5

Ⅰ.①图… Ⅱ.①赵… ②高… Ⅲ.①颈肩痛－治疗
－图解②脊柱病－治疗－图解 Ⅳ.① R681.5-64

中国版本图书馆 CIP 数据核字 (2019) 第 168928 号

图解肩颈脊柱消百病一学就会

主　　　编	赵　鹏　高海波
责 任 编 辑	樊　明　倪　敏
责 任 校 对	杜秋宁
责 任 监 制	方　晨

出 版 发 行	江苏凤凰科学技术出版社
出版社地址	南京市湖南路1号A楼，邮编：210009
出版社网址	http://www.pspress.cn
印　　　刷	天津旭丰源印刷有限公司

开　　　本	718mm×1 000mm　1/16
印　　　张	15
插　　　页	1
字　　　数	280 000
版　　　次	2020年5月第1版
印　　　次	2020年5月第1次印刷

标 准 书 号	ISBN 978-7-5713-0521-5
定　　　价	35.00元